Adler · Fengler
Das einfachste
Rücken-Buch aller Zeiten

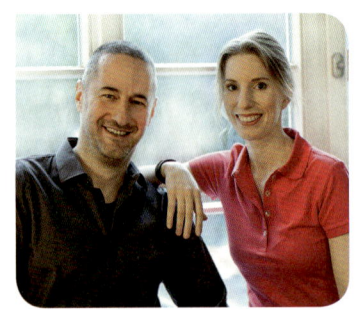

Kristin Adler ist Physiotherapeutin und in eigener Praxis als Manual-Therapeutin tätig. Sie hat zahlreiche Zusatzqualifikationen in der manuellen Triggerpunkt- und Faszientherapie, im Faszientraining und im Kinesiologischen Taping. In diesen Bereichen ist sie seit 2007 auch als Dozentin tätig, unterstützt Charity-Projekte und hält Fachvorträge unterschiedlichster Art. Außerdem ist Kristin Adler seit 2010 Heilpraktikerin. »Meine langjährigen Erfahrungen in der Behandlung des Bewegungsapparates lassen sich hervorragend mit der naturheilkundlichen Behandlung der organischen Systeme kombinieren.«

Arndt Fengler wurde schon während seiner Ausbildung zum Physiotherapeuten klar, dass er seine Berufung gefunden hatte. »Die Freude an der Arbeit ist meine Energiequelle.« Diese Energie nutzt er unter anderem für zahlreiche Weiterbildungen. Seit 1999 arbeitet er als Manual-Therapeut, Heilpraktiker, Osteopath und Sportosteopath in eigener Praxis. Außerdem ist er seit 2007 weltweit als Lehrer für Kinesiologisches Taping und Faszientherapie unterwegs. Arndt Fengler lebt und arbeitet in der Schweiz.

Kristin Adler · Arndt Fengler

Das einfachste Rücken-Buch aller Zeiten

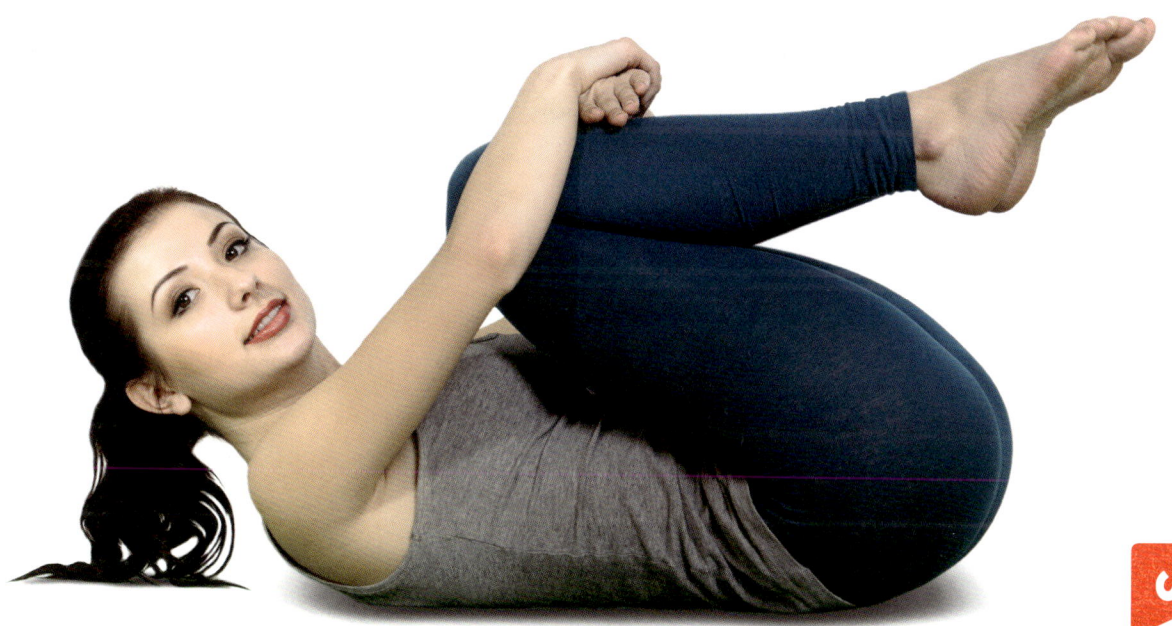

TRIAS

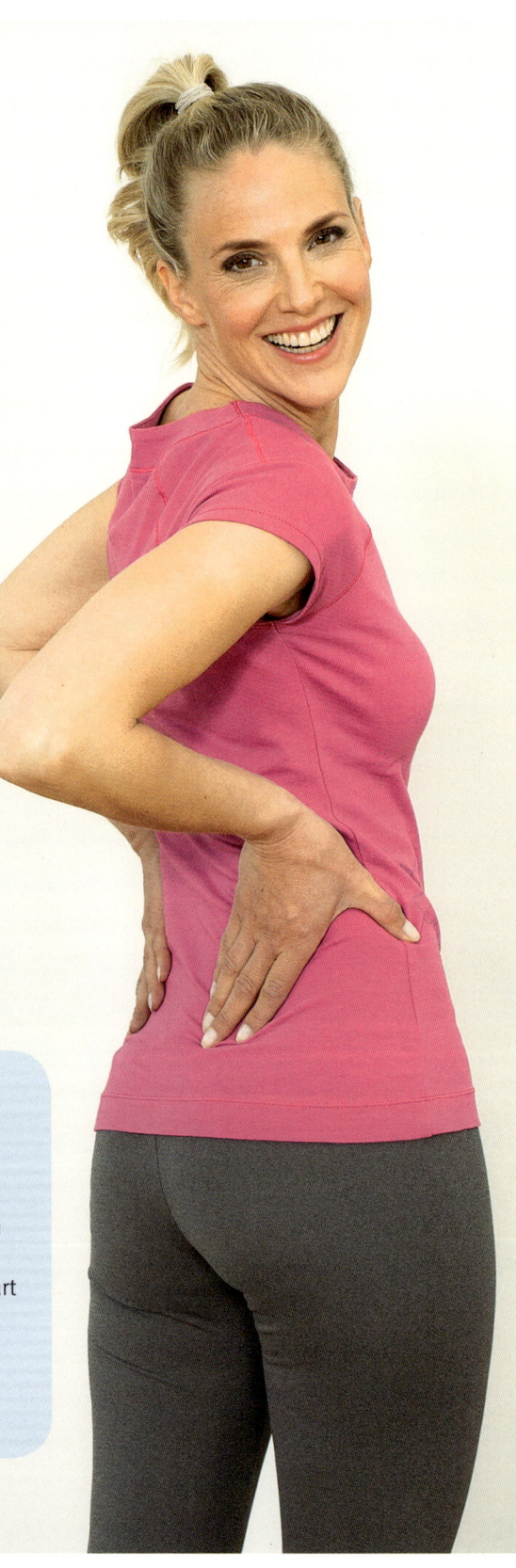

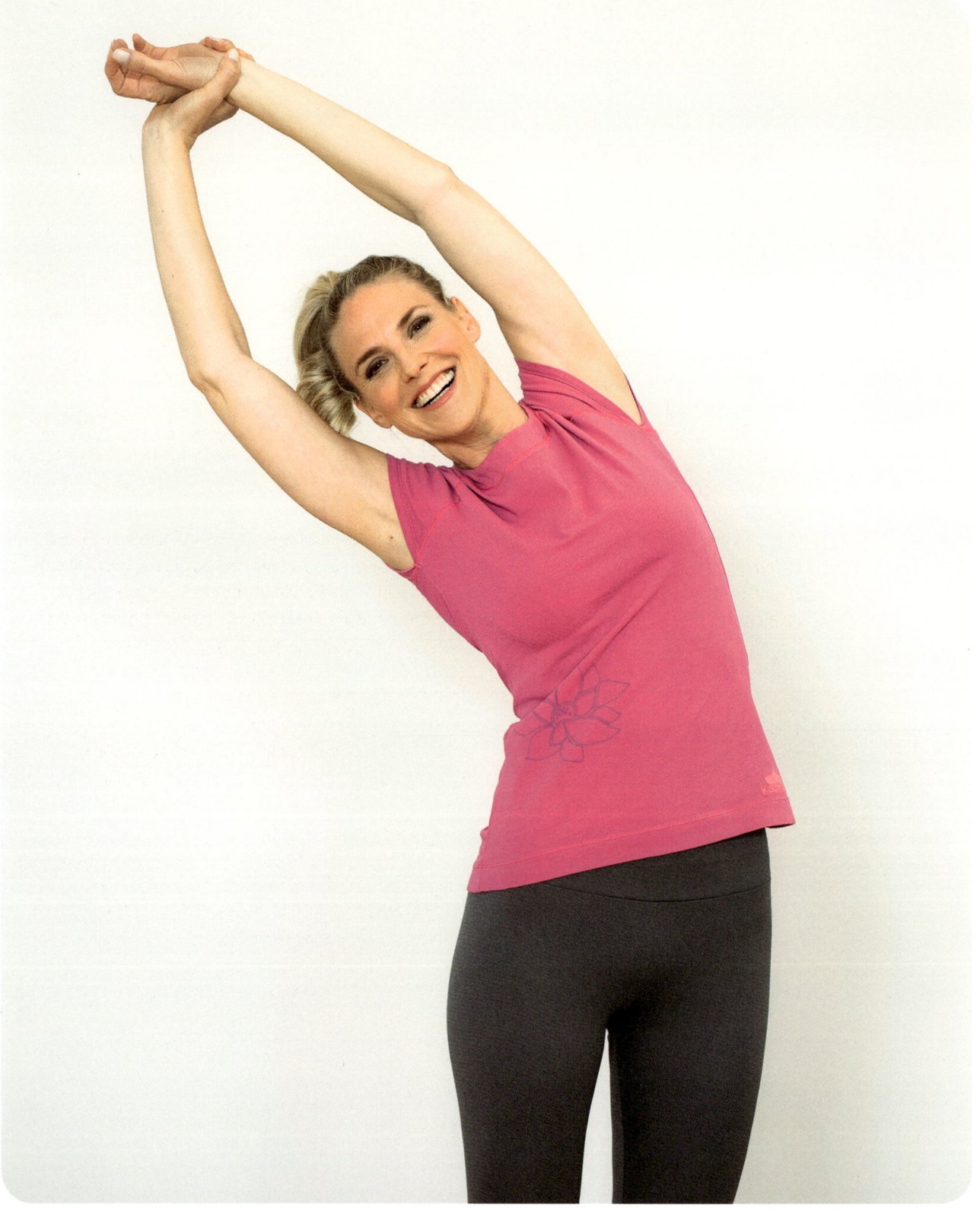

Liebe Leserinnen und Leser,

wir freuen uns sehr über Ihr Interesse an einem starken und gesunden Rücken. Die Entscheidung, sich diesem wichtigen Teil des Körpers mehr zu widmen, ist mit Sicherheit richtig. Denn unser modernes Leben zwingt uns Stress und Bewegungsmangel auf, beides Faktoren, die den Rücken sehr belasten. Sehr viele Erwachsene leiden mindestens einmal in ihrem Leben unter Rückenschmerzen und auch bei Jugendlichen und Kindern steigt die Zahl derer, die auf unangenehme Weise spüren, was es bedeutet, wenn es im Kreuz zwickt.

Glücklicherweise gibt es schnelle und unkomplizierte Abhilfe! Mit einfachsten Übungen erhalten Sie einen kräftigen Rücken, der allen Herausforderungen des Alltags gewachsen ist und auf den Sie sich verlassen können. Der Aufwand ist viel kleiner, als Sie vielleicht denken! Je besser Sie Ihren Rücken kennenlernen und je früher Sie spüren, was er braucht, desto gezielter können Sie ihn durch Übungen unterstützen. Davon profitiert der ganze Körper. Ist z. B. Ihre Brustwirbelsäule beweglicher, können Sie besser atmen und bei einem Spaziergang viel mehr von der frischen Luft aufnehmen, die Sie so nötig haben. Ihre Organe freuen sich, wenn sie nicht den ganzen Tag im Bauch eingezwängt werden, weil Sie eine krumme Körperhaltung einnehmen, und Ihre Körpersprache wird sich verbessern, weil Sie eine tolle Haltung haben. Sie werden also überall, wo Sie mit Ihrem geschmeidigen und starken Rücken auftauchen, einen guten Eindruck machen.

Vielleicht gehören Sie im Moment noch zu den Menschen, die Training eher als lästiges Übel betrachten? Dann werden Ihnen unsere Übungen helfen, diese Meinung zu ändern. Denn es kann wahnsinnig viel Spaß machen, seinen Körper neu kennenzulernen! Kleine Erfolge bei den Übungen werden sich aneinanderreihen und irgendwann machen Sie die tolle Erfahrung, was es heißt, von der eigenen Stärke überrascht zu werden. Sie werden spüren, was es bedeutet, eine ganz neue Spannkraft im Körper und echte Bewegungsfreude zu empfinden. Spätestens dann wird aus dem Übel ein echtes Bedürfnis und Sie werden gerne voller Begeisterung und Neugier trainieren.

Wir wünschen Ihnen viel Spaß dabei!

Kristin Adler & Arndt Fengler

Ihr Akutprogramm gegen Rückenschmerz

Egal ob chronische Schmerzen oder ein akuter »Hexenschuss« – wir haben dieses Programm zusammengestellt für Situationen, in denen der untere Rücken weh tut. Es beginnt mit akuter Entlastung, der stufenweisen Entspannung, bietet sanfte Mobilisation und reicht bis zur Aktivierung der Rückenmuskeln.

Chronisch auftretende Rückenschmerzen sind die häufigste Form aller Rückenschmerzen. Diese machen sich häufig als lokale Schmerzen in der Lendenwirbelsäulenregion bemerkbar und gehen oft mit einem Gefühl des »Durchbrechens« einher. Kennen Sie dieses müde Gefühl im Rücken, das Sie zwingt, langsam zu schlendern, obwohl Sie viel lieber zügig gehen würden, oder das Sie nach kürzerer Zeit im Stehen befällt, weswegen Sie viel lieber sitzen möchten? Oder ist es Ihnen schon einmal passiert, dass Sie eben noch Blumen eingetopft oder in tiefer Beugung im Garten gearbeitet haben und sich plötzlich nicht mehr aufrichten konnten?

Dann kommt unser Akutprogramm zum Einsatz. Es ist absolut sicher, auch wenn Sie Angst haben sollten, sich durch Bewegung eher zu schaden, und hilft in Kürze. Wenden Sie es am besten täglich an.

Red Flags: Wenn der Rückenschmerz zum Notfall wird

Suchen Sie unverzüglich einen Arzt auf, wenn die »roten Flaggen« wehen und eines oder mehrere dieser Symptome auftreten.

- Sie haben Lähmungserscheinungen und können plötzlich den Fuß oder das Bein in Teilen oder als Ganzes nicht mehr bewegen.
- Sie haben einen Kraftverlust und keinen Halt beim Auftreten.
- Sie haben ein Taubheitsgefühl im Intimbereich, die sogenannte Reithosenanästhesie, die in der Form verläuft wie der Lederbesatz einer Reithose.
- Sie leiden plötzlich an einer Urin- oder Stuhlinkontinenz.
- Sie haben unerträgliche Schmerzen v. a. in Ruhestellung.
- Sie spüren plötzlich ein Taubheitsgefühl im Bein.
- Ihr Bauchgefühl sagt Ihnen, dass etwas nicht stimmt.

Legen Sie die Füsse hoch

Um im Akutfall oder nach einem langen, anstrengenden Tag Ihren Rücken zu entlasten, eignet sich die Stufenbettlagerung besonders gut. In dieser Haltung kann sich Ihre Rückenmuskulatur entspannen, die Wirbelsäule wird gestreckt und Ihre Bandscheiben können sich etwas mit Flüssigkeit füllen und regenerieren. Auch Ihr Hüftbeuger, der

häufig unbemerkt verkrampft ist, kann sich in dieser Position wunderbar lösen. Eine Wärmflasche auf dem Bauch verstärkt diesen entspannenden Effekt zusätzlich und eine tiefe Atmung zur Wärme hin löst Verspannungen im ganzen Körper.

Gönnen Sie sich mindestens 15 Minuten Entspannung.

»Mach dich lang« plus Beckenschaukel

Die Position der Stufenbettlagerung können Sie wunderbar mit einer leichten Mobilisation kombinieren. Fangen Sie aber erst damit an, wenn Sie das Gefühl haben, dass sich Ihr Rücken schon etwas entspannt hat und Ihnen etwas Bewegung guttun würde. Legen Sie Ihre Hände auf Ihre Beckenkämme und bewegen Sie diese abwechselnd, mal rechts mal links, ganz sanft in Richtung Füße. Die Bewegung sollte sehr klein starten und nach Wohlbefinden größer werden. Gern dürfen Sie auch das Becken rollen: Kippen Sie dazu Ihr Schambein leicht Richtung Nase, der untere Rücken liegt jetzt ganz flach auf dem Boden auf, und rollen Sie wieder zurück; es entsteht ein minimales Hohlkreuz.

Nehmen Sie sich für jede Richtung 2 bis 3 Minuten Zeit.

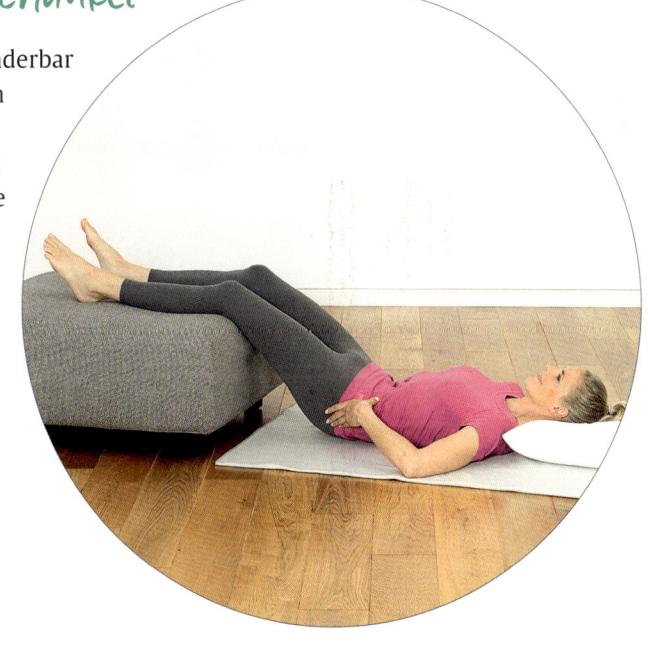

Das Päckchen

In der Päckchenhaltung bestimmen Sie selbst, wie weit Sie sich dehnen möchten. Besonders sanft ausgeführt wird sie in Rückenlage mit bequem abgelegtem Kopf und angezogenen Beinen. Mit den Armen umfassen Sie die Beine. Wenn die verspannten Rückenmuskeln nachgelassen haben, können Sie ein Bein lang ausstrecken, um auf dieser Seite den Hüftbeuger zu dehnen. Zusätzlich können Sie das andere Bein etwas weiter zur Nase oder diagonal anziehen, um Ihre Gesäßmuskeln verstärkt zu dehnen.

Lassen Sie sich so viel Zeit, wie Ihr Gewebe braucht, um die Spannung loszulassen. Häufig reichen 5 bis 10 Atemzüge, um die Dehnung zu lösen.

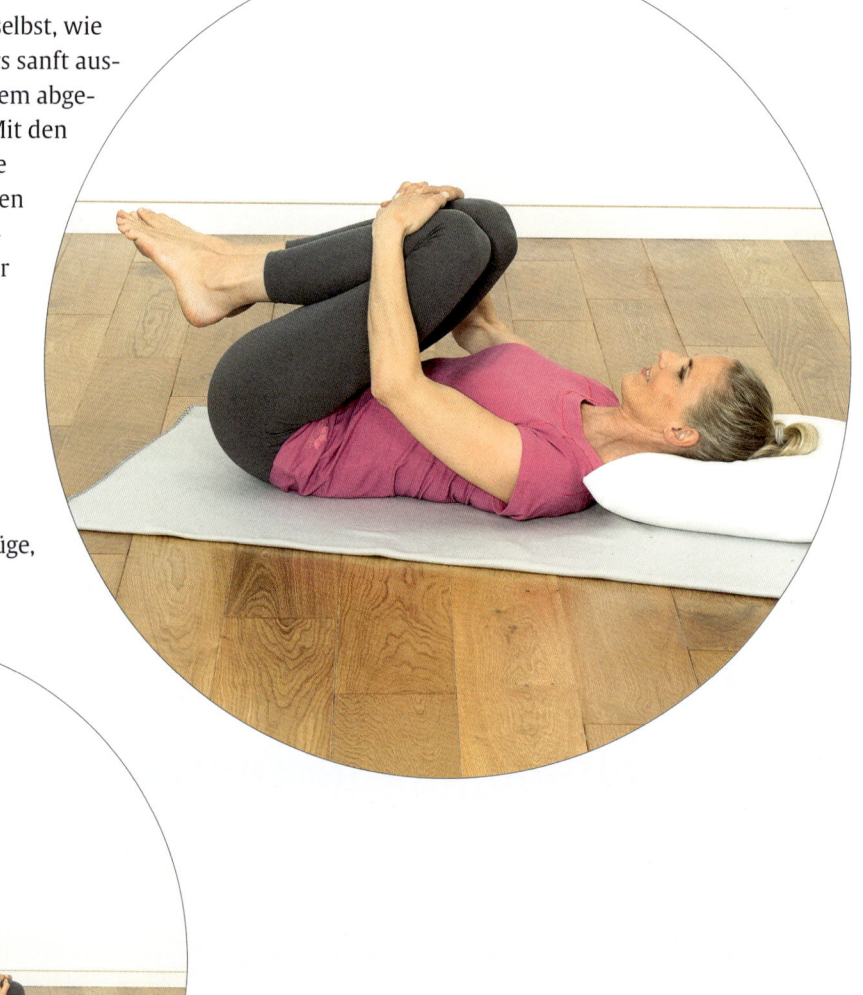

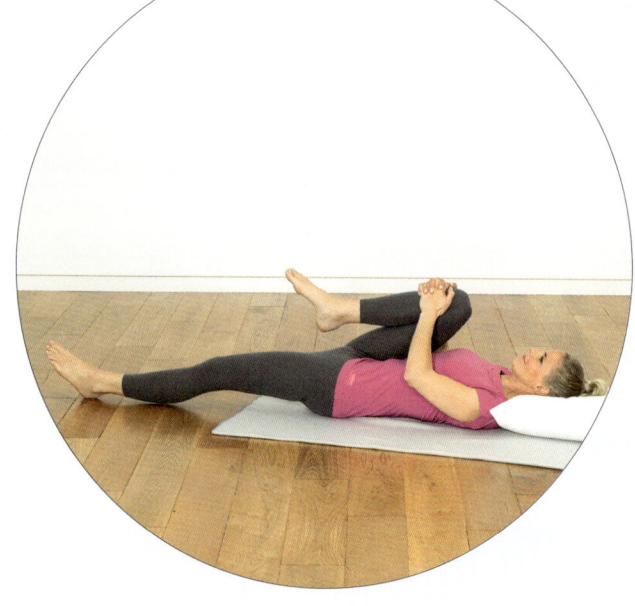

Die Schulterbrücke

Falls es Ihnen schon etwas besser geht und Sie das Bedürfnis nach Aktivität haben oder einfach das entspannte Ergebnis halten möchten, empfehlen wir Ihnen ein leichtes Training. Mit angestellten Beinen heben Sie aus der Rückenlage Ihr Becken in eine Brücke. Je höher Sie Ihr Becken anheben, desto stärker wird Ihre Rücken- und Gesäßmuskulatur gefordert und Ihr Hüftbeuger gedehnt. Denken Sie dabei an einen gut aktivierten M. transversus abdominis, um den unteren Rücken zu stabilisieren. Die Übung darf nicht schmerzen!

Beginnen Sie mit kleinen dynamischen Auf- und Abrollbewegungen der Lendenwirbelsäule und bauen Sie diese zu einer Brücke aus.

Nach 10 Wiederholungen gönnen Sie sich eine Pause. An beschwerdefreien Tagen können Sie gern 3-mal 10 Wiederholungen einplanen.

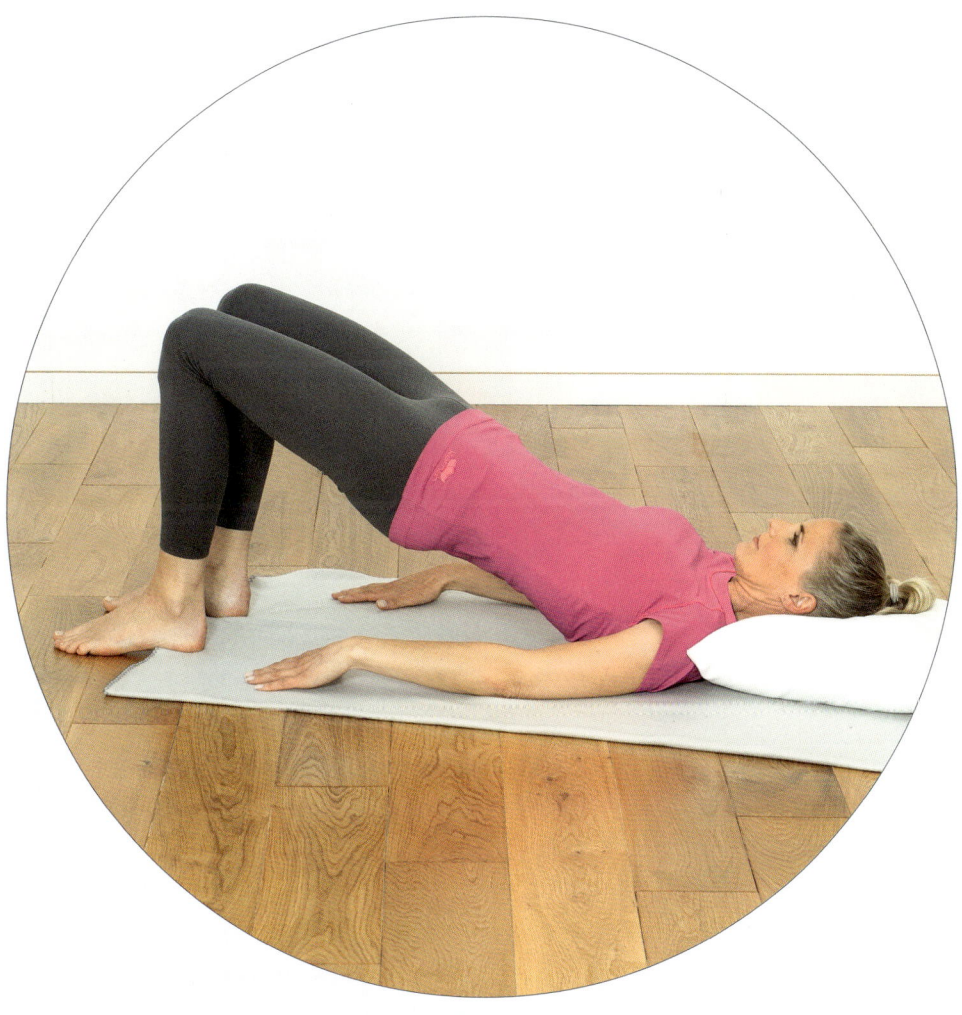

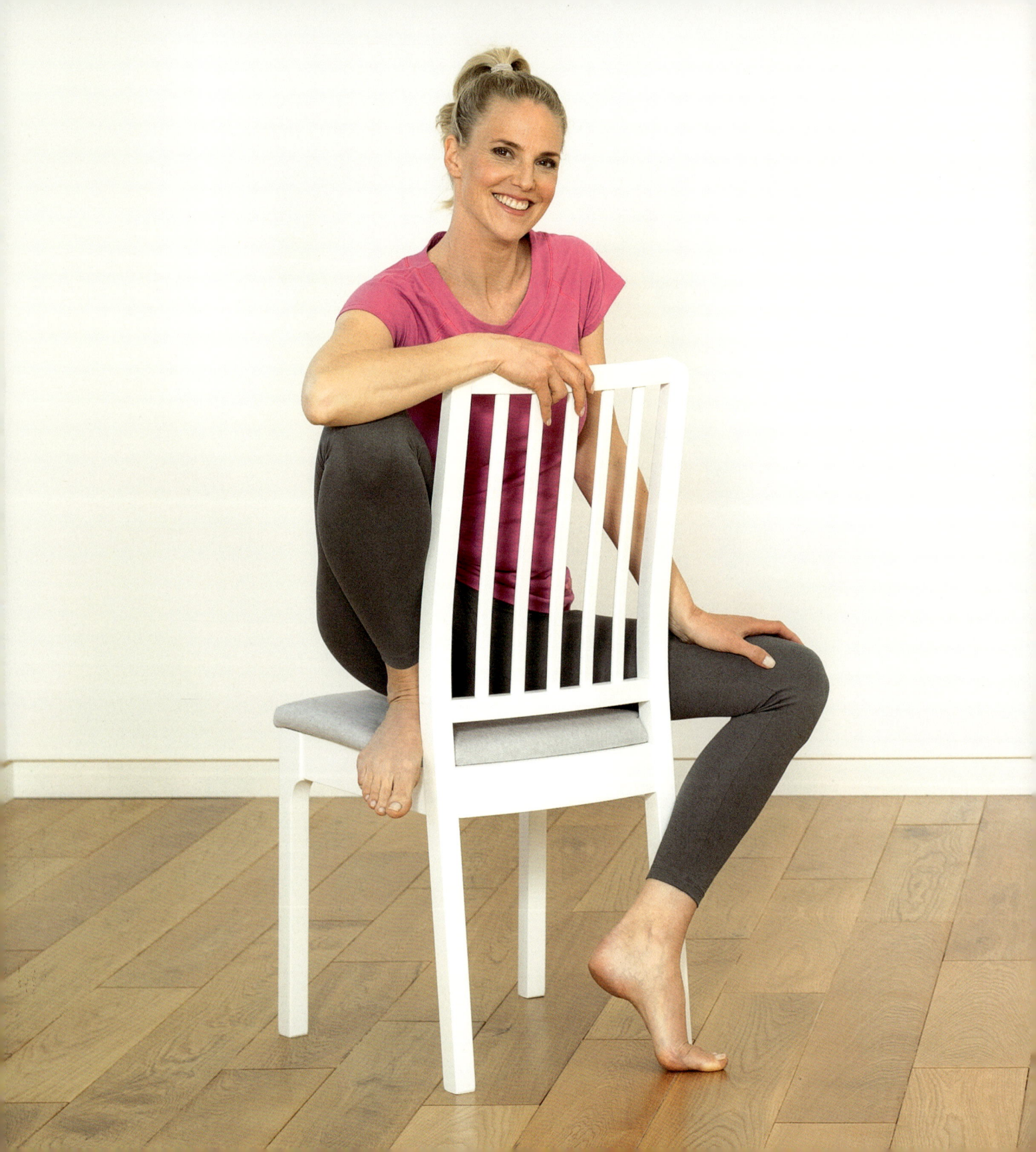

Rückenschmerzen – was sie anfeuert und lindert

Sie haben Rücken und die Ursache lässt sich nicht finden? Lassen Sie sich trotzdem nicht ausbremsen. Erfahren Sie, wie Sie mit kleinen Verhaltensänderungen zu einem schmerzfreien Alltag voller Bewegungsfreude zurückfinden.

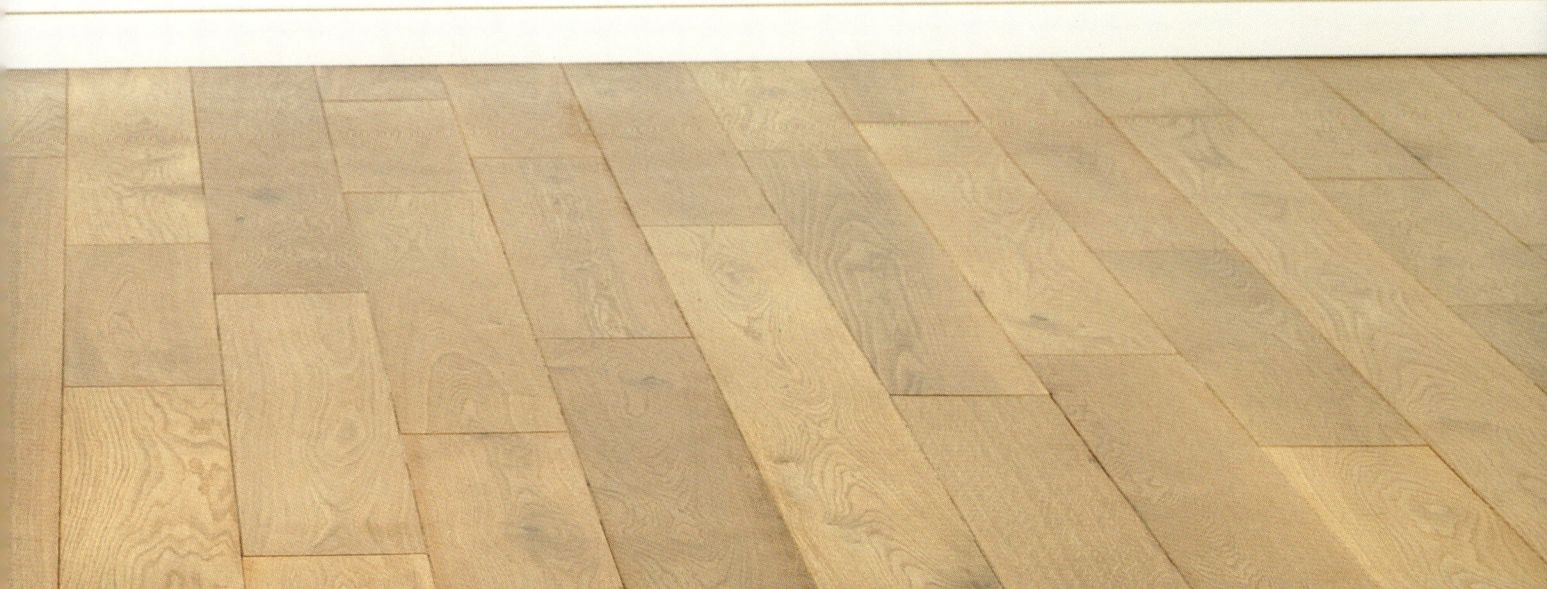

Teufelskreis Rückenschmerzen – jetzt aussteigen!

Viel öfter als Bandscheibenschäden oder Abnutzungen sind Stress und Bewegungsmangel die wahren Rückenkiller. Und das Geheimnis, die Schmerzen dauerhaft loszuwerden, liegt schlicht darin, diese beiden in Entspannung und Aktivität umzukehren.

Sie haben sich entschieden, Ihren Schmerzen die Rote Karte zu zeigen? Das ist der wichtigste Schritt. Wie Sie sich zur Bewegung motivieren, Übungsroutinen liebgewinnen und lernen, mutig neue Bewegungsmuster auszuprobieren, erfahren Sie hier. Wahrscheinlich haben Sie zu diesem Buch gegriffen, weil Sie, wie sehr viele andere Menschen auch, unter Rückenschmerzen leiden oder schon einmal unter ihnen litten. Das widerfährt zwischen 74 % und 85 % aller Deutschen mindestens einmal in ihrem Leben. Die Ausprägung der Körperempfindung kann von leichten Irritationen bis hin zu sehr starken Schmerzen variieren. Neben dem persönlichen Leid der Betroffenen richten Rückenschmerzen massive volkwirtschaftliche Schäden an und sind so eine wirkliche moderne Plage. Rückenschmerzen stehen bei den Ursachen für Krankschreibungen in Deutschland immer noch ganz weit oben. Am häufigsten ist die Gruppe der 30- bis 50-Jährigen betroffen. Aber auch Kinder klagen immer häufiger über Rückenschmerzen.

Schmerzen ohne körperliche Ursachen

Viele Menschen leiden oft akut und so stark darunter, dass sie den Notarzt rufen oder die Notaufnahme aufsuchen. Bei den weiteren Untersuchungen, wie Röntgen, MRT oder CT, wird in vielen Fällen keine Erklärung für die quälenden Schmerzen gefunden. Das ist manchmal für Ärzte und Therapeuten enttäuschend, die gerne ein konkretes Ziel für ihre Maßnahmen ausmachen wollen; aber auch die Betroffenen selber fühlen sich – zu Unrecht – noch schlechter, weil sie sich das Rückenproblem scheinbar nur einbilden. Aber: Selbst wenn Abnutzungserscheinungen an Bandscheiben oder Wirbeln sichtbar werden, sind sie längst nicht immer die Ursache für die Beschwerden. Veränderungen an der Wirbelsäule sind ab einem gewissen Alter genauso normal wie ergrautes Haar. Untersuchungen an Menschen ohne Rückenprobleme zeigen deutlich, dass viele Menschen Verschleißerscheinungen haben, ohne es zu wissen. Der empfundene Schmerz muss also nicht immer mit nachweisbaren Schäden am Bewegungsapparat einhergehen.

90 % (!) aller Rückenprobleme lassen sich dieser Art von Beschwerden zuordnen. Sie werden unspezifische Rückenschmerzen genannt, eben weil keine spezifische Ursache auszumachen ist. Oft findet man bei aufmerksamer Befragung dieser Patienten eine unheilvolle Mischung aus Stress und Bewegungsmangel. Eine fatale Mischung, denn gerade die Bewegung kann dazu beitragen, Stress abzubauen. Verstärkend kommt hinzu, dass wir unter Stress viele Situationen oder auch Schmerzempfinden anders bewerten als in einem entspannten Zustand. Stellen Sie sich vor, wie Sie frisch verliebt und völlig frei von Druck mit Ihrem Auto zur Arbeit fahren. Sie sind pünktlich von zu Hause losgekommen, Ihr Partner hat Ihnen morgens einen leckeren Kaffee serviert und Sie mit einigen lieben Worten verabschiedet. Es wird Sie während der Fahrt kaum etwas stören. Keine rote Ampel wird Sie nerven und auch niemand, der ein merkwürdiges Fahrmanöver präsentiert. Ganz anders verhält es sich, wenn Sie den Wecker nicht gehört haben und trotz Zeitdruck noch Gelegenheit zu einem Streit mit dem Partner fanden. Es wird

auf der folgenden Autofahrt kaum etwas geben, was Sie nicht nervt.

Wie wir Situationen beurteilen, hängt also sehr stark von unserem jeweiligen Gefühlszustand ab und genauso verhält es sich mit der Beurteilung von Schmerzen. Sie werden umso stärker wahrgenommen, je gestresster wir sind. Das heißt keinesfalls, dass Sie sich die Rückenbeschwerden nur einbilden! Es fehlt Ihnen lediglich die innere Kraft, mit ihnen gezielt umzugehen. Neben der mentalen Stärke, die uns hilft, dem Schmerz nicht so viel Bedeutung einzuräumen oder ihn nicht so stark zu empfinden, benötigt unser Rücken natürlich auch die physische Vitalität, um gesund zu bleiben. Diese körperliche Fähigkeit, Herausforderungen zu meistern und kleinere Störungen auszugleichen, wächst durch regelmäßige Bewegung. Sie ist wie ein Lebenselixier für unseren Rücken. Bewegen wir uns, werden Muskeln gestärkt, Bandscheiben mit Nährstoffen versorgt und Faszien geschmeidig gehalten. Leider führt unser moderner Lebensstil zunehmend dazu, dass wir unter Bewegungsmangel leiden. Nahrung muss nicht mehr erjagt oder gesammelt werden. Die Wege zum Arbeitsplatz legen wir zumeist sitzend zurück, ebenso wie wir unsere Arbeitstage vorwiegend sitzend verbringen

– und zum Ausgleich setzen wir uns abends vor den Fernseher. Den fatalen Folgen – Bluthochdruck, Diabetes, Rückenbeschwerden – lässt sich nur durch Bewegung entgegenwirken. Dazu soll dieses Buch Sie motivieren. Erfahren Sie, wie gut ein Rücken sich anfühlt, der regelmäßig bewegt wird, und was es mit Ihnen und Ihrem ganzen Körper macht, wenn Sie endlich wieder echte Bewegungsfreude erleben.

Erklärungsmodelle für Rückenbeschwerden

Wenn der Schmerz nun nicht durch einen körperlichen Schaden begründet ist, aber auch nicht eingebildet? Woher kommt er dann? Hier gibt es einige gute Erklärungsmodelle. Auf der Illustration (Seite 17) sehen Sie, dass unser Rücken bei weitem nicht nur aus einer knöchernen Wirbelsäule besteht. Es gibt Muskeln, Bänder und Faszien und somit viele Strukturen, die Schmerzen verursachen können, bevor sie Schäden erleiden. Im Grunde genommen ist es ein geniales Prinzip: Ihr Körper informiert Sie nicht nur über manifeste, sondern auch über drohende Schäden. Wie Sie auf der Skizze sehen, gibt es Arm- und Beinmuskeln, deren Faszien sich unmittelbar mit denen des Rückens verbinden. So werden Spannungen aus anderen Körperabschnitten auf den Rücken übertragen. Ein verspannter Gesäß- oder ein verkürzter Schultermuskel können auf diesem Wege dem Rücken zusetzen. Nerven durchdringen die Muskeln und Faszien auf ihrem Weg in die Haut und können dadurch ebenfalls Opfer unangenehmer Verspannungen werden.

Achtung bei diesen Warnzeichen

Liegen anatomische Schäden und somit spezifische Rückenschmerzen vor, werden Sie mit großer Sicherheit deutliche Warnsignale verspüren, die von Experten als »rote Flaggen« bezeichnet werden. Die wichtigsten Signale sind:

- neuartiger, sehr stark ausgeprägter Schmerz
- vorangegangenes Trauma, wie ein Sturz
- Ausstrahlungen in Arme oder Beine (Taubheitsgefühle, Schmerzen oder gestörte Muskelfunktion)

Wenden Sie sich bei diesen Phänomenen bitte vertrauensvoll an Ihren Arzt. Er wird die weiteren Maßnahmen mit Ihnen abstimmen.

Langes Arbeiten in unbequemen Haltungen und viel zu langes Sitzen belasten den Körper und insbesondere den Rücken sehr. Muskeln und Faszien verspannen sich in der Bewegungslosigkeit schmerzhaft und werden nicht mehr ausreichend mit Nährstoffen versorgt. Anfangs bemerken Sie es vielleicht nur beim Aufstehen. Der Rücken fühlt sich steif und etwas unangenehm an. Es ist, als müssten Sie ihn erst wieder »gängig« machen. Ein erster Hinweis darauf, dass etwas nicht stimmt. Studien zeigen, dass Nerven, die normalerweise Bewegungsinformationen weiterleiten, anfangen Schmerzen zu melden, wenn sie nicht genug Bewegung registrieren. Deswegen sollte maßvolle Bewegung bei unspezifischen Rückenschmerzen keinesfalls vermieden werden. Im Gegenteil! Sie ist ein sehr wichtiger Teil der Lösung.

Holen Sie sich Ihr Leben zurück!

Rückenschmerz kann so belastend werden, dass er den Alltag der Betroffenen sehr stark einschränkt. Vieles, was vorher selbstverständlich war, fällt nun schwer. Einfachste spontane Bewegungen werden nur noch vorsichtig und gut geplant ausgeführt, sei es das morgendliche Aufstehen, das Waschen der Füße oder der Griff zum Handtuch. Mit Kreuzschmerzen kann jede noch so kleine Bewegung zur Qual werden. An freudvolle Aktivitäten ist kaum noch zu denken! Entweder kann man nicht mehr lange genug sitzen, um ein Konzert oder das Kino zu besuchen, oder man scheut vor einer Einladung zum Tennismatch zurück, weil solche Aktivitäten gar nicht mehr vorstellbar sind. Das Rückenproblem gewinnt also immer mehr Macht über Sie und bestimmt mehr und mehr die Art, wie Sie leben. Lassen Sie das nicht zu! Wenn Sie die richtigen Maßnahmen ergreifen, können Sie sich langfristig vom Schmerz befreien und die Kontrolle über Ihr Leben zurückgewinnen. Sie allein werden wieder entscheiden, was Sie tun und was Sie lassen möchten. Und es kommt noch besser! Wenn Sie das Erlebnis »Rückenschmerz« richtig verarbeiten, werden Sie nicht nur Ihre Gegenwart, sondern auch Ihre Zukunft positiv beeinflussen. Nutzen Sie unser Bewegungsprogramm nicht nur zur kurzfristigen Befreiung vom Schmerz. Lassen Sie es zu einem Teil Ihres Alltags werden und genießen Sie lebenslang einen starken und einsatzfähigen Rücken.

❯ Das Muskel-Faszien-Netzwerk des Rückens

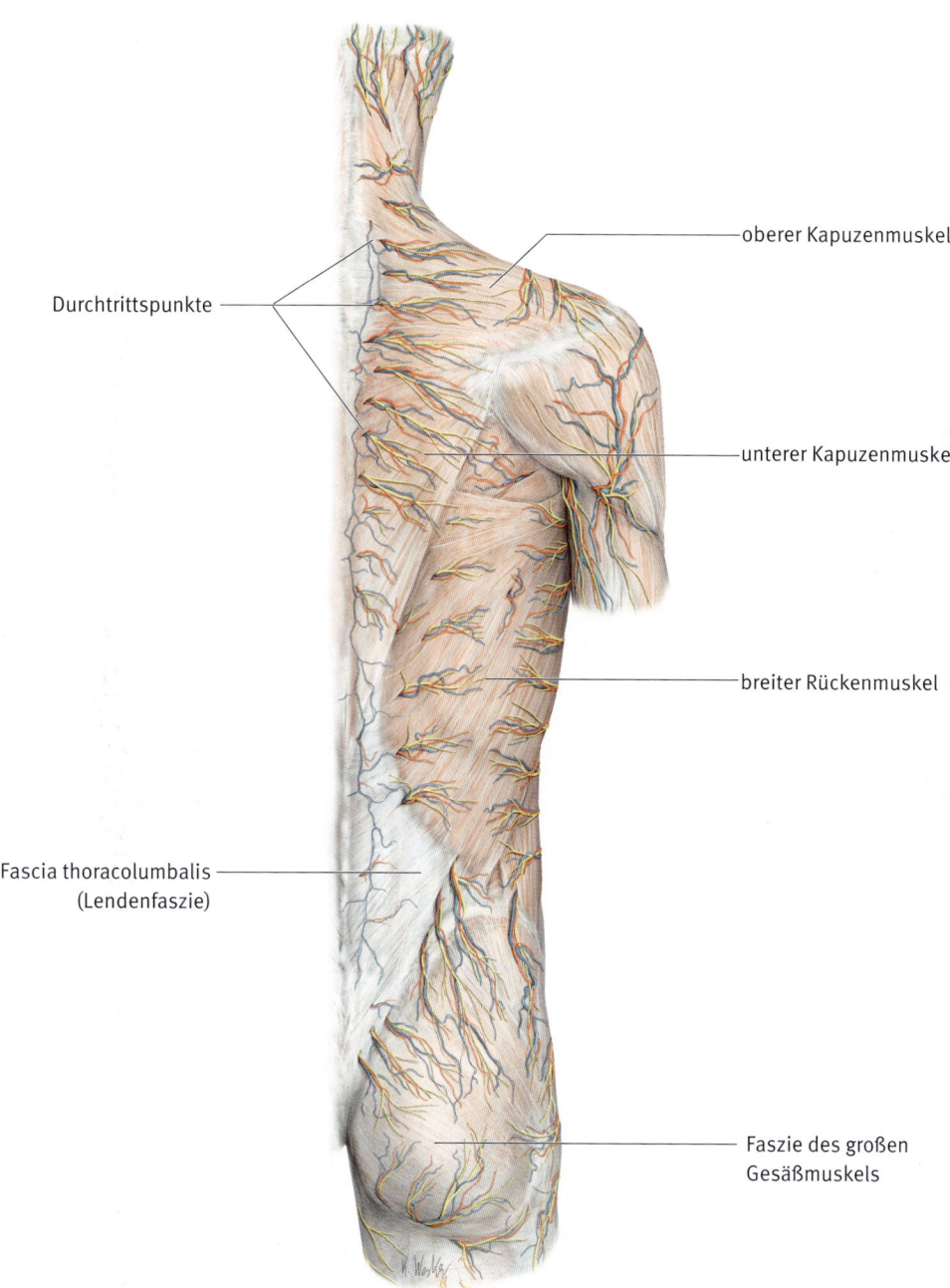

oberer Kapuzenmuskel

Durchtrittspunkte

unterer Kapuzenmuskel

breiter Rückenmuskel

Fascia thoracolumbalis
(Lendenfaszie)

Faszie des großen
Gesäßmuskels

Ein Tag voller Chancen

Unser Buch führt Sie durch den Tag und zeigt Ihnen jede Menge Gelegenheiten, Ihrem Rücken Gutes zu tun, beim Aufstehen, zwischendurch am Schreibtisch oder abends beim Entspannen. Lassen Sie sich von der Fülle der Übungen nicht verunsichern. Es reicht völlig aus, wenn Sie sich einige Übungen aussuchen, die für Sie besonders gut funktionieren oder Ihnen spürbar guttun, und Sie diese regelmäßig machen. Untersuchungen zeigen, dass schon moderate körperliche Aktivitäten einen wunderbar schmerzlindernden Effekt haben. So können schon zwei bis drei Spaziergänge pro Woche das Risiko für Rückenschmerzen deutlich reduzieren. Wir haben das Buch bewusst so aufgebaut, dass es Sie durch Ihren Alltag begleitet. Wenn Sie morgens aufwachen, können Sie schon im Bett mit einigen Bewegungen Ihren Körper auf den Start in den Tag vorbereiten. Sie werden im Programm »Daily« Übungen finden, die sich hervorragend in den Tag integrieren lassen, und auch falls Sie einmal abends im Bett feststellen, dass Sie Ihren lieben Rücken den ganzen Tag vernachlässigt haben, lohnt ein Blick in das Programm »Magischer Morgen« (dort sind nämlich wunderbare Übungen, die Sie im Bett liegend ausführen können). Wenn Sie Ihre gewohnte Leistungsfähigkeit zurückgewonnen haben, können Sie sie mit dem Programm »Powerhour« erhalten und sogar noch ausbauen. Ein großer Vorteil regelmäßigen Trainings: Ihr Körpergefühl wird immer besser und Sie bilden ein viel feineres Gespür für die Bedürfnisse Ihres Rückens aus. Sie werden früher bemerken, wann er sich nach etwas mehr Bewegung sehnt, und Sie werden ganz intuitiv die richtigen Übungen anwenden, um ihn zu unterstützen.

Vielleicht fragen Sie sich, wo Sie all das noch in Ihren vollen Tag unterbringen sollen. Auch dafür gibt es eine Lösung.

Die Schönheit der Routine

Haben Sie sich in letzter Zeit einmal gefragt, warum Sie sich die Zähne putzen und wie oft? Wenn Sie zu den ganz fleißigen Putzern gehören und drei Mal am Tag drei Minuten investieren, haben Sie in den letzten 10 Jahren ca. 550 Stunden mit der Zahnpflege zugebracht. Sie machen es einfach, ohne lange nachzudenken, und mit Sicherheit ist es sehr gut genutzte Zeit. Sehr früh in Ihrem Leben haben Ihre Eltern Sie darüber aufgeklärt, wie wichtig es ist, die Zähne zu pflegen, und haben Sie mit verschiedensten Mitteln dazu motiviert, es zu tun. Vielleicht gab es eine kleine Belohnung oder es wurde hier und da die Angst vor Karies geschürt. Heute werden Sie sich mit Sicherheit nie fragen, wann und wie Sie das lästige Putzen Ihrer Zähne in Ihrem Alltag unterbringen. Es findet einfach immer und immer wieder statt. Es ist zu einer gesunden Routine geworden. Dass das so ist, erleichtert Ihnen Ihr Leben ungemein.

Über solch positive Gewohnheiten würde sich Ihr Rücken wahnsinnig freuen! Es ist an der Zeit, Ihrem Rücken mehr Aufmerksamkeit zu schenken und ihn durch regelmäßige kleine Bewegungseinheiten zu stärken. Stellen Sie sich vor, wie viel Gutes Sie Ihrem Rücken in den nächsten zehn Jahren tun können, wenn Sie Ihm jeden Tag neun Minuten schenken. Belohnen Sie sich regelmäßig, wenn Sie fleißig waren und selbst gesteckte Ziele erreicht haben. Versuchen Sie wieder, das Kind in sich zu wecken, und gehen Sie Ihre Rückenpflege mit spielerischer Neugier an. Probieren Sie aus, welche Bewegungen Ihr Rücken im Moment zulässt und wo er seine Grenzen hat. Die können Sie notieren, um sie dann durch einfache Übungen zu erweitern. Gönnen Sie Ihrem Rücken möglichst viel Abwechslung bei Ihren Arbeitshaltungen und bewegen Sie ihn so oft wie nur

Der große Motivationskick

Endlich soll es losgehen! Der gesunde Rücken scheint greifbar nahe, Sie fühlen schon die starken Muskeln ... plötzlich lauert da ein alter Bekannter: der innere Schweinehund. Lesen Sie hier, wie Sie den kleinen Störenfried an die Leine legen und auf dem Weg zu einem starken Rücken motiviert weitergehen.

Ganz bestimmt haben Sie schon vor Augen, wie positiv Ihr Leben sich mit einem richtig fitten Rücken gestaltet. Es warten wieder tolle Erlebnisse auf Sie. Sie können sich wieder frei bewegen, Sport treiben, tanzen oder wandern und Ihr Rücken wird Sie bei allen Vorhaben voll unterstützen. Jeder Mensch hat ganz eigene Gründe, den Körper durch Training gesünder oder stärker werden zu lassen. Aber alle müssen einen ganz bestimmten Weg gehen, um das Ziel zu erreichen. Das Zaubermittel, das hierbei hilft, ist Motivation. Motivation hilft uns, am Ball zu bleiben, solange das große Ziel noch nicht erreicht ist. Sie bringt uns dazu, jeden Tag aufs Neue den nächsten Schritt zu tun. Mit einfachen Tricks können Sie die wundervolle Kraft der Motivation in sich entfachen und so den inneren Schweinehund an die Kette legen.

Tipp 1: Finden Sie heraus, was Sie antreibt.

Finden Sie den Grund für das, was Sie sich vornehmen! Formulieren Sie ein klares und positives Ziel für Ihr Training. Schreiben Sie es auf und vergessen Sie nicht zu notieren, bis wann Sie es erreicht haben wollen. Bleiben Sie dabei realistisch und teilen Sie den Weg dorthin in kleine Schritte ein.

Tipp 2: Machen Sie Ihr Umfeld zu Ihrem Coach.

Erzählen Sie Familie und Freunden von Ihrem Vorhaben. So bauen Sie ein wenig Druck auf. Denn bestimmt werden die lieben Menschen sich nach Ihren Fortschritten und Erfolgen erkundigen! Ganz sicher können Sie im Bekanntenkreis auch hilfreiche Vorbilder finden! Bewundern Sie eine Freundin für Ihren starken und gesunden Körper? Oder hat sich ein Freund erfolgreich durch Training von seinen Rückenschmerzen befreit? Erkundigen Sie sich nach deren Erfolgsstrategien und holen Sie sich hilfreiche Tipps und Ermunterung. Persönliche Erfahrungen motivieren ungemein und der Austausch mit Menschen, die schon dort sind, wo wir hin wollen, hilft, auf den richtigen Weg zu kommen - und dabei zu bleiben.

Tipp 3: Belohnen Sie sich mit Wohlfühlatmosphäre.

Sorgen Sie für richtig viel Spaß beim Training! Wählen Sie für Ihr kostbares Rückentraining den schönsten Ort in Ihrem Haus oder Ihrer Wohnung. Das haben Sie verdient. Wer fleißig ist, soll es so angenehm wie möglich haben. Vielleicht gönnen Sie sich auch einen Belohnungsvorschuss und kaufen ein tolles Trainingsoutfit. Wählen Sie Musik, die Sie in allerbeste Laune versetzt. Wenn Sie einen Tag so beginnen, kann er nur noch gut werden.

Tipp 4: Feiern Sie die Fortschritte.

Feiern Sie sich für jeden Schritt, den Sie auf dem Weg zu einem gesunden und starken Rücken zurücklegen. Haben Sie trainiert, obwohl es schwerfiel? Klasse! Belohnen Sie sich. Ist der Rücken beweglicher? Zeigen Sie es Ihren Freunden und bitten Sie um Applaus. Wann immer Sie sich für Ihre Gesundheit starkmachen, haben Sie Lob und Anerkennung verdient. Klopfen Sie sich gerne auch mal selber auf die Schulter oder feiern Sie sich mit lautstarker Heldenmusik!

möglich. Mit zunehmender Dauer wird aus der anfänglichen Pflicht ein echtes Bedürfnis. Bestimmt sind auch Sie schon einmal wieder aus dem Bett aufgestanden, als Sie am Abend bemerkten, dass Ihre Zähne noch ungeputzt waren. Lassen Sie jeden Abend den Tag Revue passieren und fragen Sie sich, wie Sie Ihren Rücken heute verwöhnt haben. Fällt Ihnen nichts ein, können Sie noch im Bett ein klein wenig üben. Die Übungen aus dem Programm »Magischer Morgen« sind auch für einen aktiven Abend geeignet. So endet der Tag mit dem guten Gefühl, einer gesunden Routine wieder einen Schritt näher zu sein.

Vom Vermeider zum Macher

Rückenschmerz kann ein sehr unangenehmes Erlebnis sein. Selbst sehr robuste Menschen zeigen sich beeindruckt von der Intensität, die er annehmen kann. In der Anfangsphase trauen sich die Betroffenen kaum noch irgendeine Aktivität zu und vermeiden möglichst jede Bewegung. Wenn die schmerzintensive Zeit nach einigen Tagen vergeht, bleibt die Unsicherheit. Viele fragen sich, was sie ihrem Körper überhaupt noch zumuten können. Sie wollen unter allen

Umständen falsche Bewegungen vermeiden, um ein erneutes Auftreten der Schmerzen zu verhindern. Sie werden ein »Vermeider«. Doch gerade dieses Verhalten entpuppt sich als Fehler. Denn wenn Ihr Körper jetzt etwas braucht, ist es Bewegung. Beginnen Sie ganz simpel, mit grundlegenden Abläufen. Nehmen Sie sich Zeit für tägliche Spaziergänge und starten Sie mit den ganz einfachen Übungen in diesem Buch. Sie finden sie im Akutprogramm (Seite 8).

Wenn Sie dann neues Vertrauen in die heilsame Kraft der Bewegung gewonnen haben, können Sie sich Ihrem Rücken intensiver widmen. Vergessen Sie bitte nicht, dass jede noch so kurze Übung zählt! Wenn Sie ins Daily-Programm (Seite 42) einsteigen, werden Sie die unzähligen Möglichkeiten entdecken, die Ihnen der Alltag für kleine Übungen bietet. Jedes große Ziel wird mit vielen kleinen Schritten erreicht. Suchen Sie aktiv nach Gelegenheiten, um Ihren Rücken zu entlasten. Sie können während eines Telefonats aufstehen und den »Flamingo« (Seite 56) machen. Oder Sie schreiben den Kollegen, die in der Nähe sitzen, keine E-Mail, sondern gehen zu ihnen, um persönlich mit ihnen zu sprechen. Auch der »Hüftstretch« (Seite 50) lässt sich super in den Berufsalltag einbinden.

Nur keine falsche Scham

Wenn es darum geht, sich vom Vielsitzer zum gesunden Bewegungsmenschen zu entwickeln, müssen sehr viele Menschen eine große Hürde überwinden: nämlich die Angst aufzufallen. Was sollen meine Kollegen von mir denken, wenn ich anfange, an meinem Arbeitsplatz Körperübungen zu machen? Das ist eine Frage, mit der wir als Therapeuten immer wieder und überraschend oft konfrontiert werden. Sie ist absolut verständlich. Nur wenigen erwachsenen Menschen ist es egal, was andere von ihnen denken. Dabei bewundern wir immer wieder die Spontanität und Bewegungsfreude von Kindern. Die können ihren Bewegungsdrang oft gar nicht zügeln und unterstreichen häufig den Ausdruck ihrer Gefühle durch Bewegungen, indem sie zum Beispiel vor lauter Freude anfangen zu hüpfen. Wäre es nicht schön, sich etwas von dieser wundervollen Natürlichkeit ins Leben zurückzuholen? Vielleicht lernen Sie durch Ihre Initiative so plötzlich Ihre Kollegen viel besser kennen! Denn wenn Sie aufmerksam gelesen haben, wissen Sie, dass bis zu 85 % aller Deutschen mindestens einmal im Leben unter Rückenschmerz leiden. Es ist also sehr wahrscheinlich, dass irgendwer in Ihrem Team aufmerksam verfolgt, was Sie da

Interessantes tun, und sich dann ebenfalls als Betroffener outet. Vielleicht finden Sie auf diesem Wege jemanden für einen regen Austausch über effektive Rückenübungen am Arbeitsplatz, einen Mitstreiter oder einen Freund fürs Leben.

Auf zu neuer Stärke

Gestärkt durch Ihr neues Selbstbewusstsein und die einfachen Übungen des Morgen- (Seite 26) und Daily-Programms (Seite 42), können Sie sich mit Ihrem Rücken ganz neuen Herausforderungen stellen. Vielleicht möchten Sie nicht nur eine schöne Wanderung genießen können, sondern intensiver Sport treiben oder Freunden bei einem Umzug behilflich sein? Dann können Sie sich mit dem Powerhour-Programm (Seite 80) vorbereiten. In diesem intensiven Programm lernen Sie Ihren Rücken von seiner ganz starken Seite kennen. Um hier Erfolge zu spüren, müssen Sie schon wieder an Ihre Grenzen gehen. Diesmal geht es jedoch nicht um eine Schamgrenze, sondern um Belastungsgrenzen. Die Übungen sind anstrengend und sollten 2 bis 3 Mal pro Woche in einer eigenen Trainingseinheit absolviert werden. Damit die schützenden Muskeln und Faszien gestärkt werden, sollten sie bis zur Ermüdung belastet werden. Das heißt, die letzten Wiederholungen einer Übung müssen wirklich schwerfallen, aber unbedingt noch korrekt ausgeführt werden. Nehmen Sie sich vor dem intensiven Training Zeit für ein kurzes Aufwärmtraining. Bewegen Sie Ihre Wirbelsäule ganz sanft in alle Richtungen. Beugen Sie den Rücken langsam nach vorne und richten Sie sich wieder zur vollen Körperstreckung auf. Neigen Sie den Oberkörper nach rechts und links. Spüren Sie, ob sich alle Bewegungen frei und wohltuend anfühlen. Beim leichten Aufwärmen bemerken Sie, ob Sie sich ausreichend fit für die Powerhour fühlen und bereiten Ihren Körper ideal auf die anspruchsvolleren Übungen vor. Wir wünschen Ihnen nun viel Spaß und Erfolg auf Ihrem Weg zu einem ganz neuen Rückengefühl.

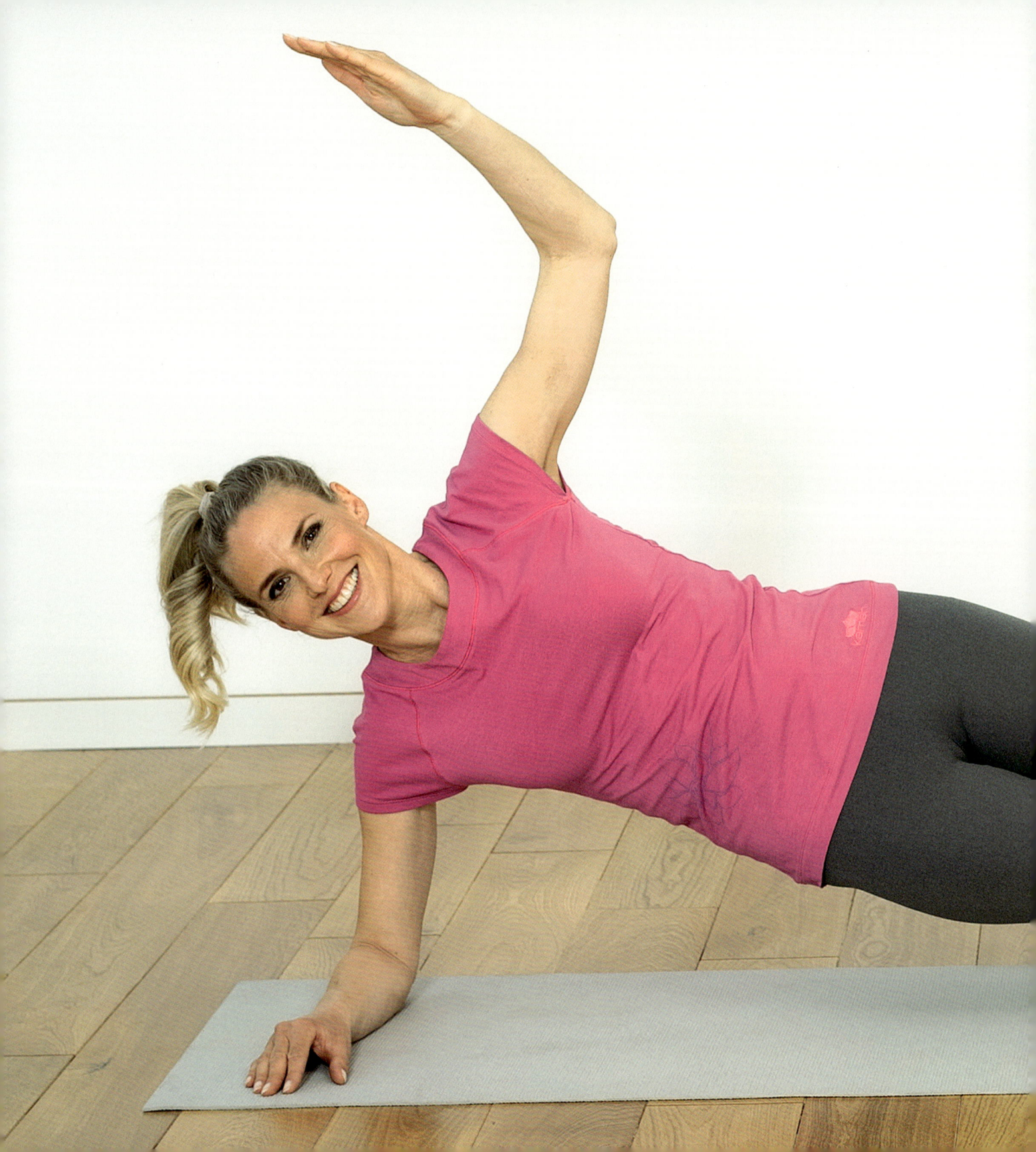

Die einfachsten Rücken-übungen

Egal ob Neueinsteiger, Durchtrainierte oder Schmerzgeplagte: Sie alle finden hier Übungen, die ihrem Level und momentanen Zustand entsprechen. Und jede Übung lässt den Rücken etwas stärker werden.

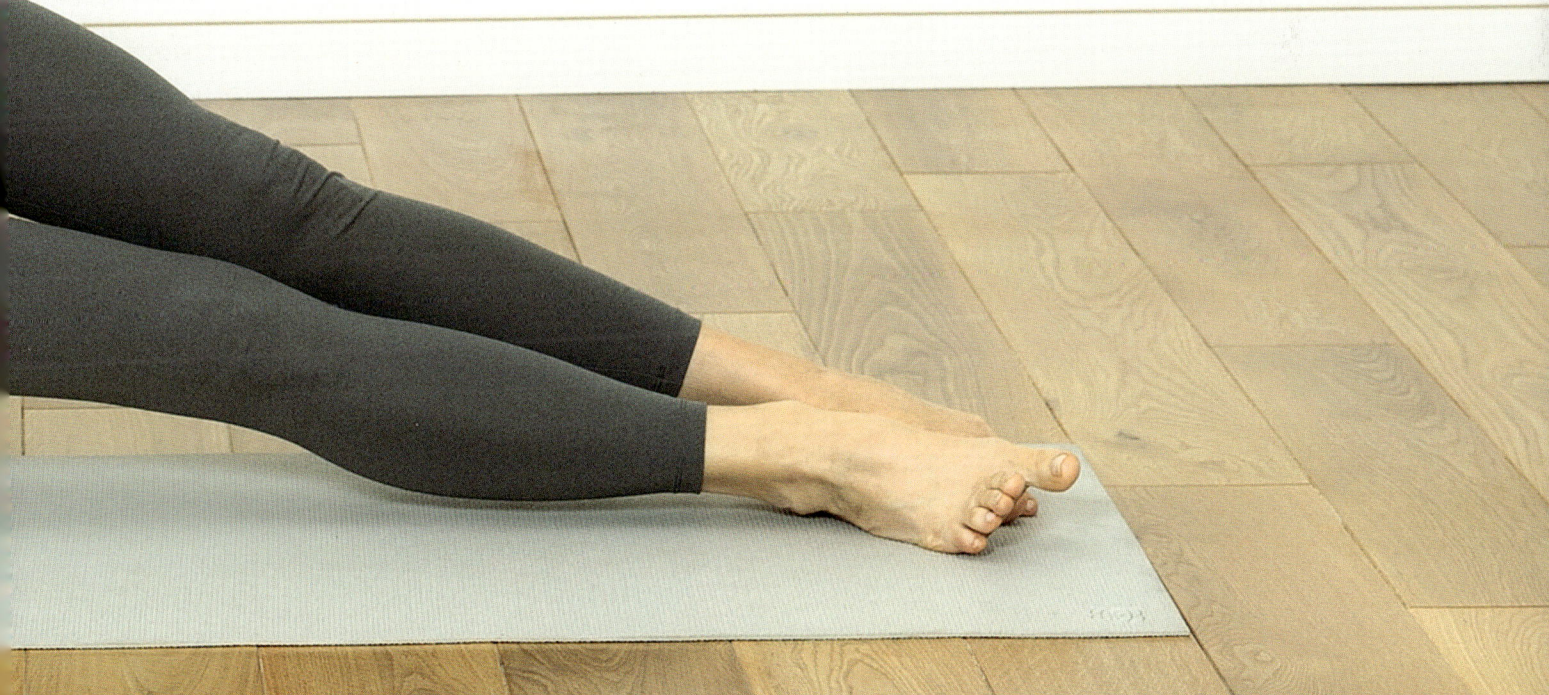

Tipps zum richtigen Üben

Sie fühlen sich eingerostet und untrainiert und befürchten, die Übungen könnten zu anspruchsvoll sein? Keine Angst – die schwierigste Hürde, unseren inneren Schweinehund, haben Sie schon überwunden. Was es sonst noch zu beachten gibt, erfahren Sie hier.

Einen Anfang machen

Sie halten das einfachste Rückenbuch aller Zeiten in Händen. Nutzen Sie diese Chance zur sofortigen Umsetzung. Beginnen Sie spontan mit einer Übung, in der Sie Ihre Beschwerden wiederfinden und die Sie intuitiv anspricht. Mit nur einer Übung von 5 Minuten haben Sie bereits einen tollen Anfang gemacht!

Der richtige Zeitpunkt

»Ich hatte keine Zeit!« Zeitnot ist die häufigste Ausrede, um nicht zu trainieren. Aber ist es wirklich so, dass Sie in Ihrem 24-Stunden-Tag keine fünf Minuten für sich selbst haben, um sich etwas Gutes zu tun? Wie schade! Versuchen Sie, mehr Zeit für sich selbst einzuräumen, so dass Ihr Rücken nicht auf der Strecke bleibt. Das sind Sie sich wert!

Welche Übung ist die beste für mich?

Schauen Sie, welche Übung in Ihren persönlichen Alltag passt. Wenn Sie die Stille des Morgens genießen, weil Sie dann noch etwas Ruhe haben, dann beginnen Sie ihn mit dem richtigem Flow magisch (Magischer Morgen, Seite 26). Während eines langen Bürotages im Sitzen ist Ihnen vielleicht nach Dehnung und Bewegung zumute (Mobility, Seite 64 oder Powerhour, Seite 80). Und nach einem anstrengenden Tag können Sie wunderbar mit einer Übung oder dem Flow Magischer Morgen so richtig gut abschalten.

Und wann wird mehr daraus?

Sie entscheiden, ob Sie sich lieber einzelne Übungen mit je 2 bis 3 Minuten herauspicken oder unseren Flows von ca. 15 Minuten Dauer folgen. Wir haben die Übungen nach steigender Anforderung sortiert und zusätzlich für Sie spezielle themenbezogene Flows kreiert, in denen wir Ihnen ein kurzes und effektives Übungsprogramm zusammengestellt haben. Probieren Sie es aus!

Wie häufig und wie oft?

Die Grundregel ist denkbar einfach: So oft wie möglich und so viel, wie Ihnen guttut. Unser Bewegungsapparat benötigt Bewegung, um gesund und schmerzfrei zu sein. Durch Bewegung werden unsere Muskeln durchblutet und unsere Faszien gewässert. Bleibt die Bewegung aus, werden wir steif, unbeweglich und kraftlos.

Schon 2 bis 3 kleine Übungen, in Ihren Alltag eingebaut, werden für Sie einen spürbaren Unterschied machen.

Wie viele Wiederholungen?

Als Neueinsteiger sollten Sie das Training langsam beginnen! Führen Sie jede Übungsanleitung nur einmal aus und beobachten Sie, wie es Ihnen danach geht. Wenn es Ihnen gut bekommt, können Sie die Übungsumfänge und Wiederholungen langsam steigern.

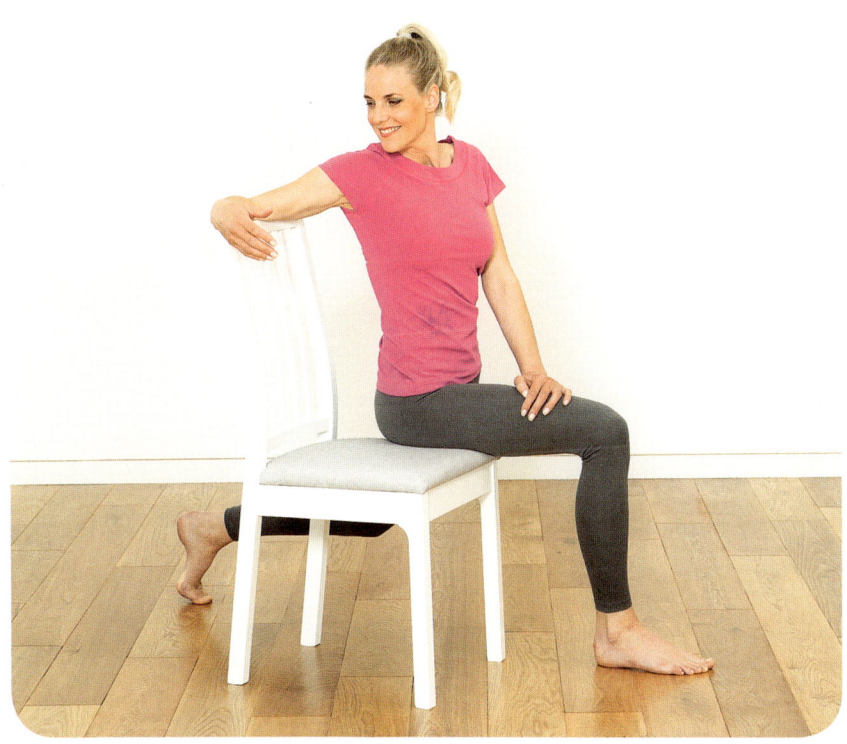

Besonders bei den Kraftübungen ist darauf zu achten, dass diese kontrolliert und »sauber« ausgeführt werden und nicht mit Schwung.

Darf es auch mal wehtun?

Sie dürfen bei all diesen Übungen keine Schmerzen haben! Das ist eine körpereigene Warnmeldung, die zu keinem Zeitpunkt ignoriert werden sollte. Bei Schmerzen beenden Sie die Übung.

Erlaubt ist aber ein sogenannter »Wohlfühlschmerz«. Dieser meldet Ihnen Spannungsgrenzen, die bei Dehnung spürbar sind, aber guttun und von Ihnen als angenehm wahrgenommen werden sollten.

Bei den Dehnungen kommt es darauf an, sanft die Gewebespannungen aufzufinden und zu lösen. Ihre persönliche, richtige Trainingsintensität haben Sie für sich gefunden, wenn der Dehnungszug spürbar nachlässt. Ist dies nicht der Fall, ist er zu stark und muss reduziert werden!

Päckchen

1 Die Rückenlage einnehmen. Wahrnehmen, wie der Rücken aufliegt und ob er vielleicht schmerzt. Während der gesamten Übung ruhig und gleichmäßig atmen.

2 Die Beine angewinkelt an den Rumpf ziehen und mit den Armen umschließen. Lässt die Dehnung nach, kann sie verstärkt und erneut gehalten werden.

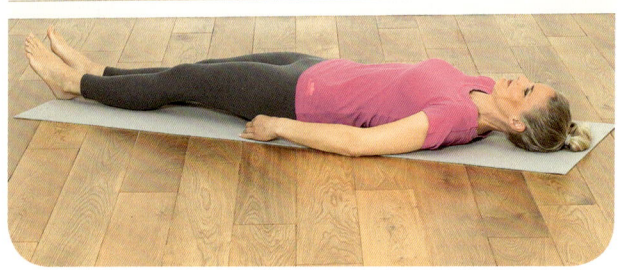

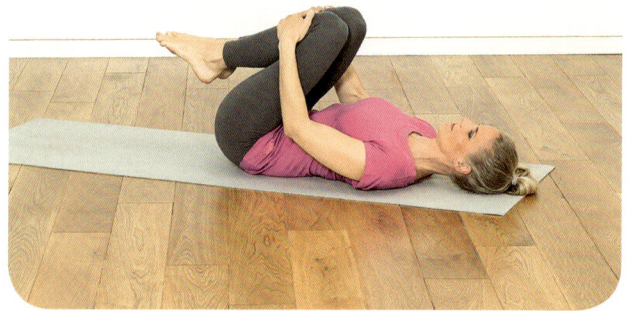

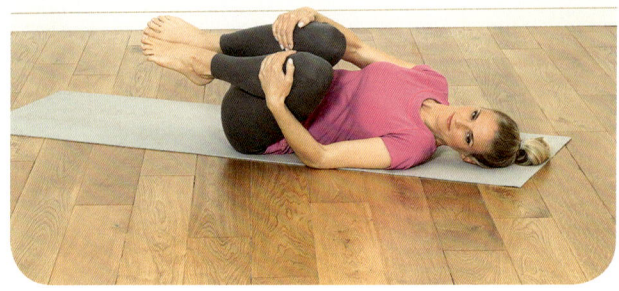

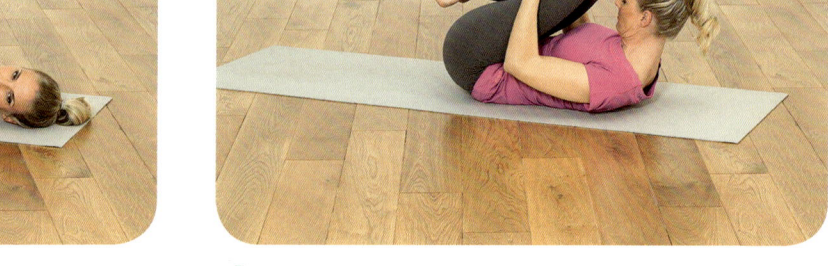

3 Zusätzlich kann das Päckchen sanft zur Seite gerollt werden. Ist dies alles schmerzfrei möglich, kann auch vor- und zurückgerollt werden.

4 Um die Dehnung des Rückens zu verstärken, kann der Kopf bei der Ausatmung mit angehoben werden. Bei der Einatmung wird er wieder abgelegt.

Rauskommen Dehnung lösen und die Beine aufstellen. Dem Rücken etwas Zeit lassen, sich wieder lang abzulegen. Nun strecken Sie Ihre Beine aus. Spüren Sie noch einmal dem gedehnten Rücken nach.

Tipp Bei morgendlichen Rückenschmerzen oder eingeschränkter Mobilität alternativ auch mit nur einem angezogenen Bein arbeiten. Nach einigen Atemzügen die Seite wechseln.

Das bringt's Sie mobilisieren die Rücken- und Gesäßfaszie. So werden die Strukturen gut gewässert und geschmeidig. Besonders bei chronischen Schmerzen ist die Rückenfaszie verhärtet und dehydriert.

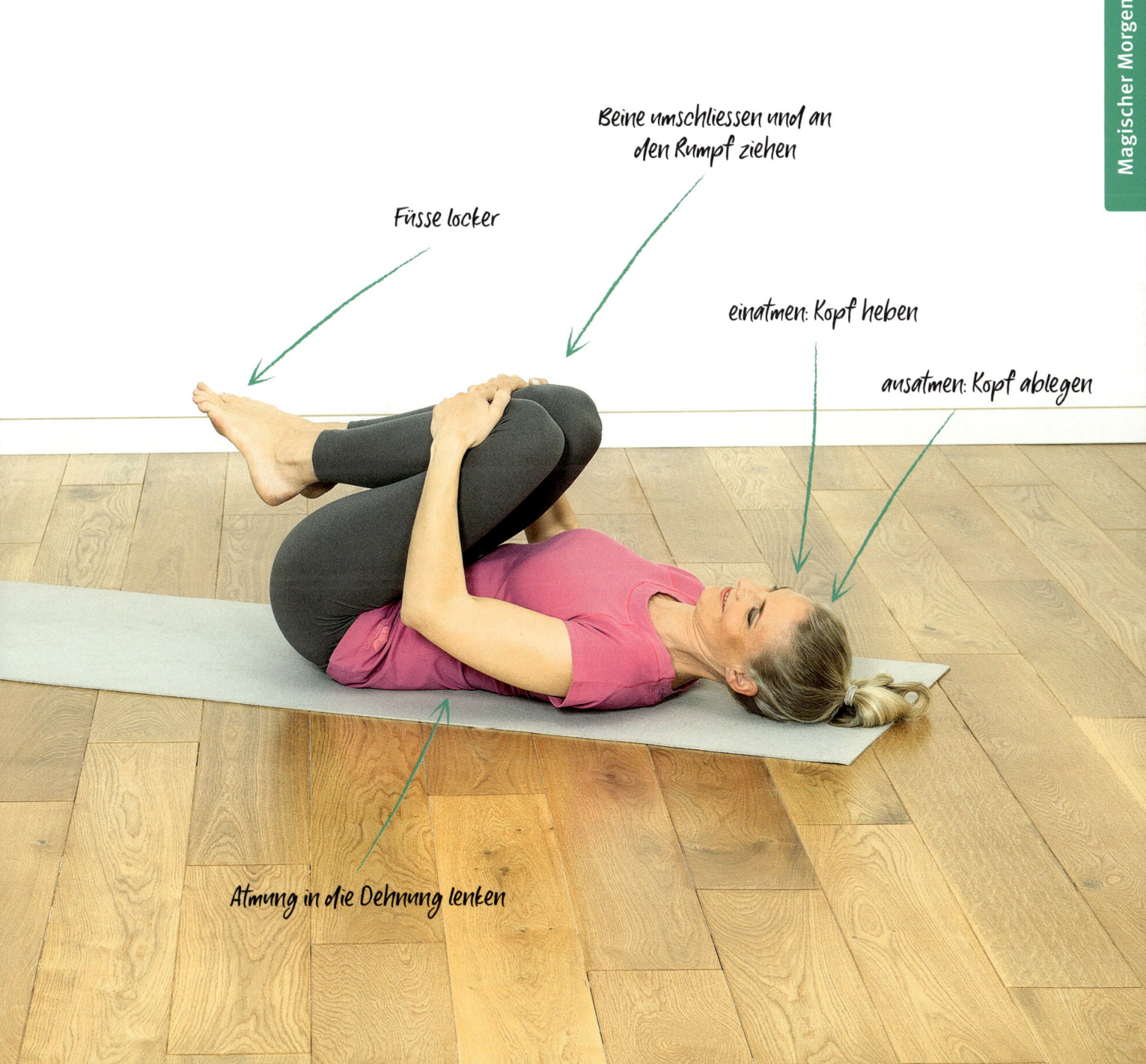

Beine umschliessen und an den Rumpf ziehen

Füsse locker

einatmen: Kopf heben

ausatmen: Kopf ablegen

Atmung in die Dehnung lenken

Slow Twist

1 Rückenlage, Beine angestellt. Die Arme liegen neben dem Körper. Spüren Sie vor Beginn nach, wie sich Ihre Körperregionen und der Bodenkontakt anfühlen.

2 Die angestellten Beine zu einer Seite kippen. Sicher wird eine Dehnung in der obenliegenden Bein- und Hüftregion spürbar.

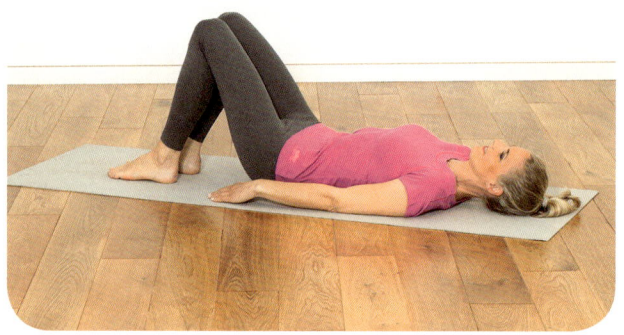

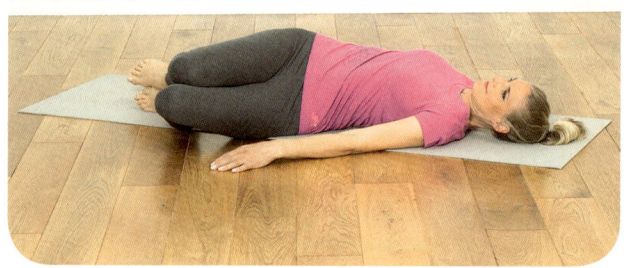

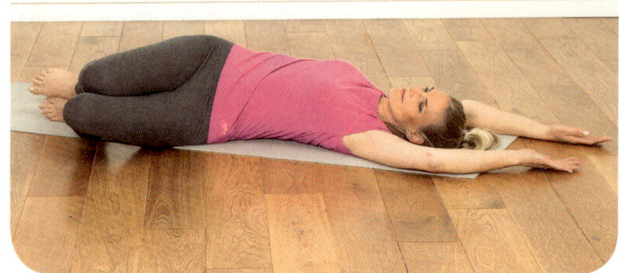

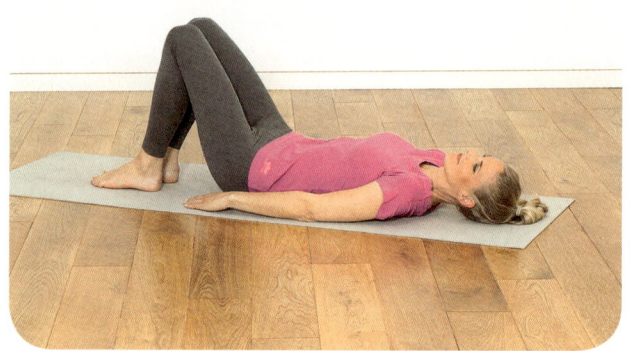

3 Wenn die Dehnung nachgelassen hat, diese wieder verstärken, indem die Arme kopfwärts ausgestreckt werden. Mit der Einatmung sich in die Länge ziehen und mit der Ausatmung wieder lockern.

4 Die Ausgangsstellung einnehmen, um eine Spannungsänderung wahrzunehmen. Im Anschluss die Beine entgegengesetzt kippen und die andere Seite dehnen.

Rauskommen Erneut die Ausgangsstellung einnehmen, um eine Spannungsänderung oder veränderte Körperauflage wahrzunehmen.

Tipp Falls Sie die Knie nicht bequem zur Seite abkippen und ablegen können, legen Sie ein Kissen unter das untere Bein. Das ist nicht nur angenehmer, sondern ermöglicht eine fein dosierte Dehnung.

Das bringt's Ihre gesamten Muskeln und Faszien vom Arm bis zum Knie werden gedehnt und gestreckt. Die reduzierte Gewebespannung verbessert die Beweglichkeit der Wirbelsäule und des Brustkorbes.

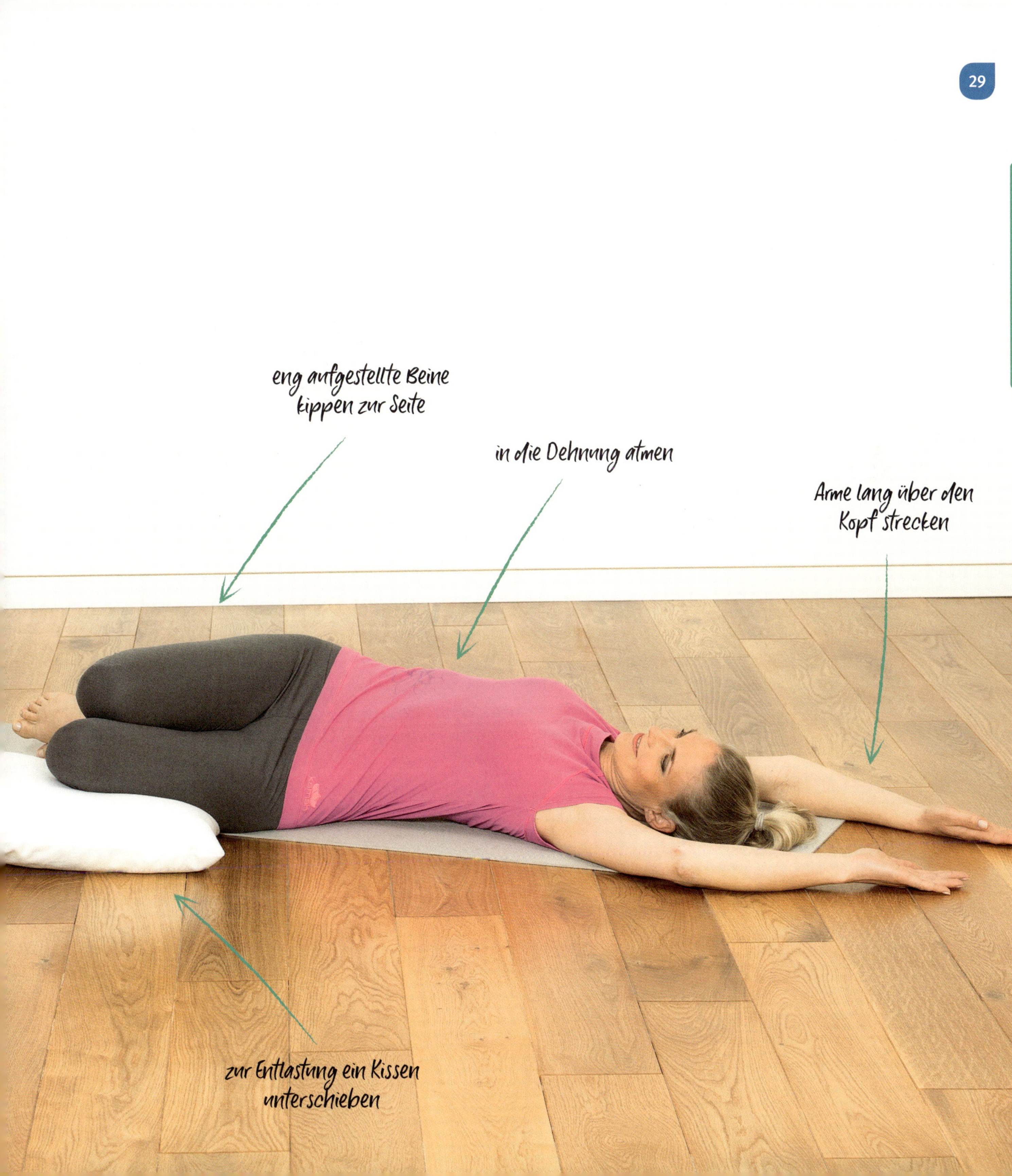

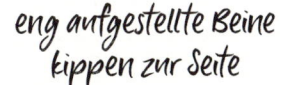

eng aufgestellte Beine
kippen zur Seite

in die Dehnung atmen

Arme lang über den
Kopf strecken

zur Entlastung ein Kissen
unterschieben

Guten Morgen

1 Fersensitz einnehmen. Aus dieser Position wird die Hüfte gebeugt und der Oberkörper auf den Oberschenkeln abgelegt.

2 Arme vor dem Oberkörper ablegen. Nach vorne schieben, bis etwas Dehnung zu spüren ist.

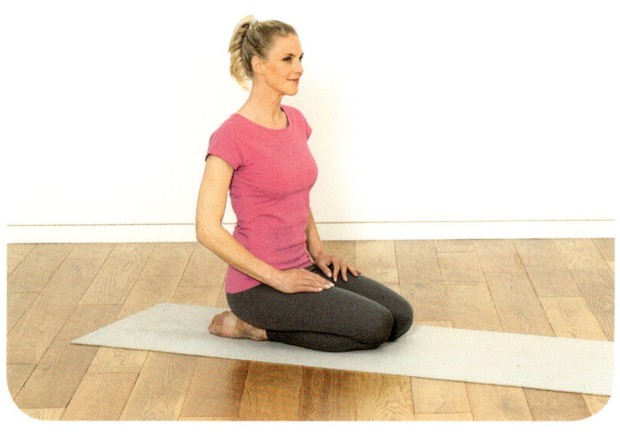

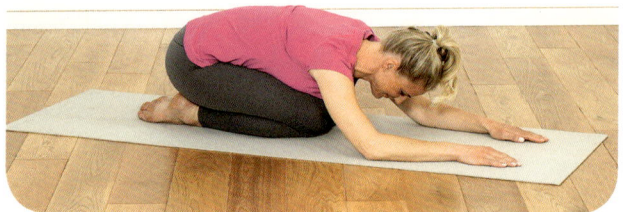

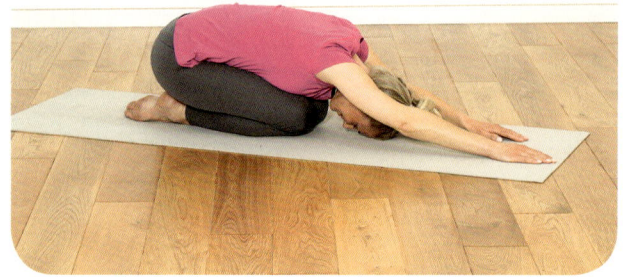

3 Sich strecken und räkeln, indem die Fingerspitzen abwechselnd lang nach vorne geschoben werden. Der Kopf ist währenddessen entspannt abgelegt oder befindet sich entspannt zwischen den Armen. In einer Dehnungsposition bleiben und die Atmung dorthin lenken. Sich die Zeit lassen, die Dehnung mit der Atmung aufzulösen.

Rauskommen Die Hände seitlich auf Schulterhöhe positionieren und sich zurück in den Fersensitz stützen. Dort einen Moment verbleiben, um den Kreislauf wieder zu stabilisieren. Von dort aus aufstehen.

Tipp Falls Knie oder Fußgelenke einen Fersensitz nicht zulassen, ein Kissen auf die Unterschenkel legen. Ist die Beugung in der Hüfte eingeschränkt, entlastet ein Kissen auf den Oberschenkeln.

Das bringt's Durch das Räkeln wird die Schulter- und Rückenmuskulatur gedehnt und gestreckt. Die tiefe Atmung in dieser Haltung mobilisiert den Brustkorb und über das Zwerchfell die Bauchorgane.

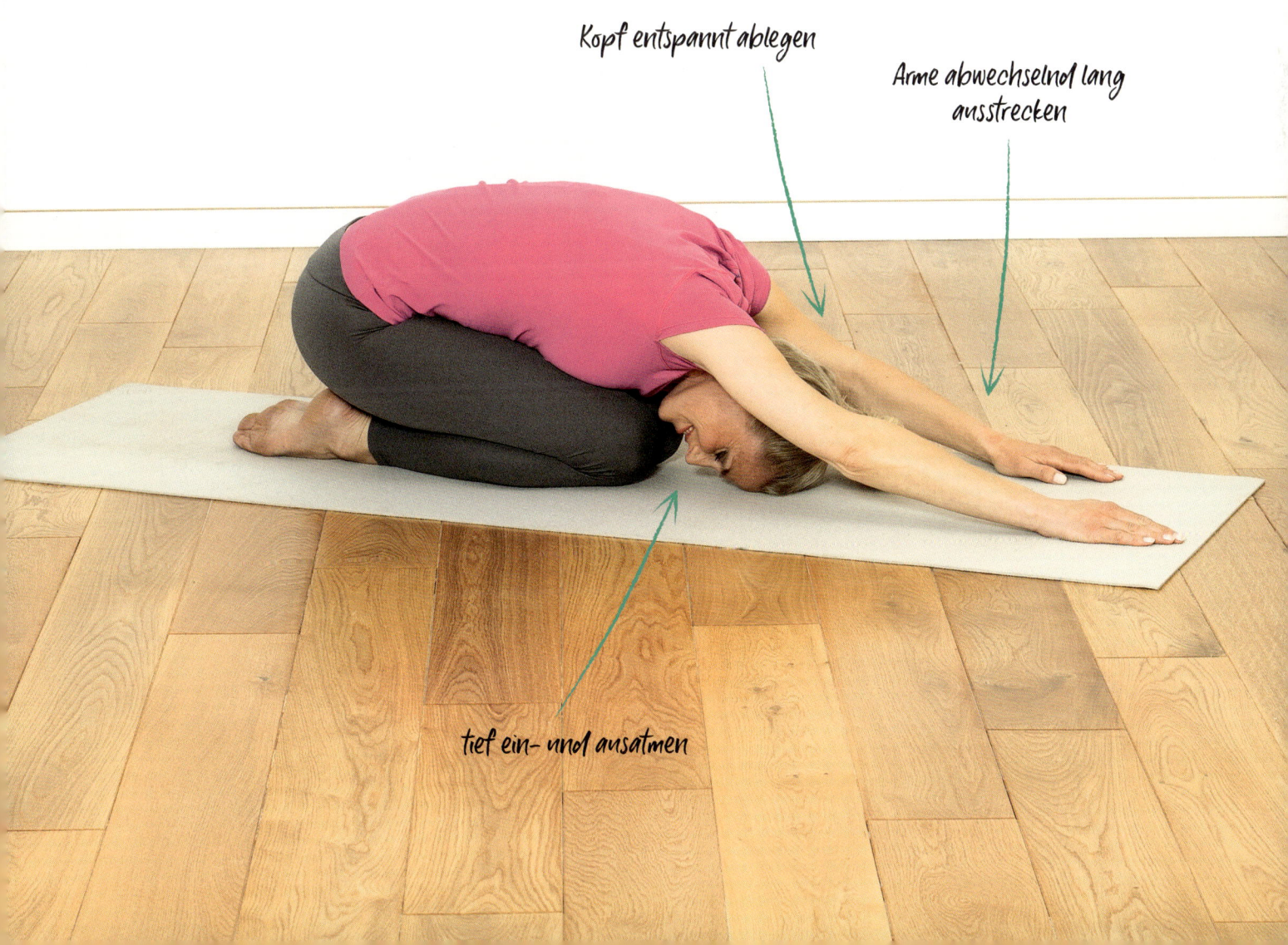

Kopf entspannt ablegen

Arme abwechselnd lang ausstrecken

tief ein- und ausatmen

Beckenschaukel

1 In der Rückenlage die Beine anstellen, die Füße hüftbreit auseinander. Nachspüren, wie sich der Körper anfühlt.

2 Hände an die Beckenschaufel, um die Bewegung besser wahrzunehmen und zu steuern. Schultern und Kopf liegen entspannt ab.

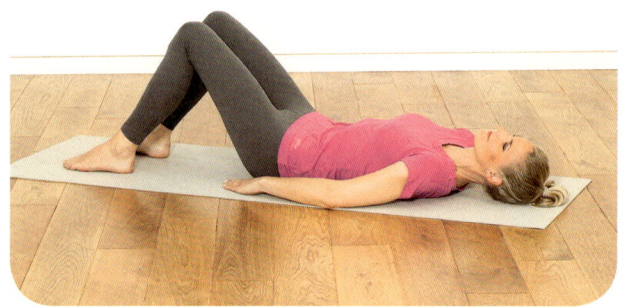

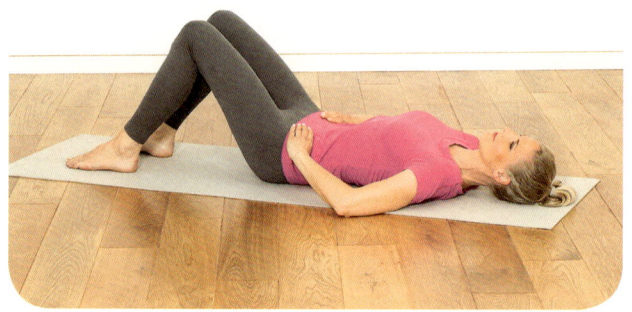

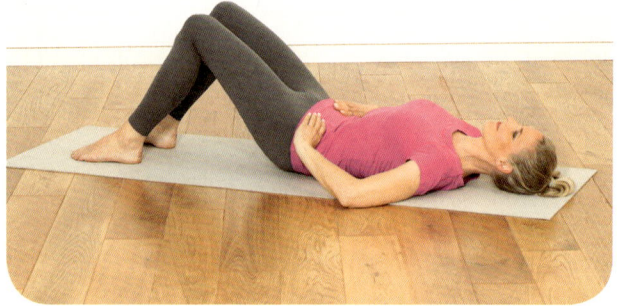

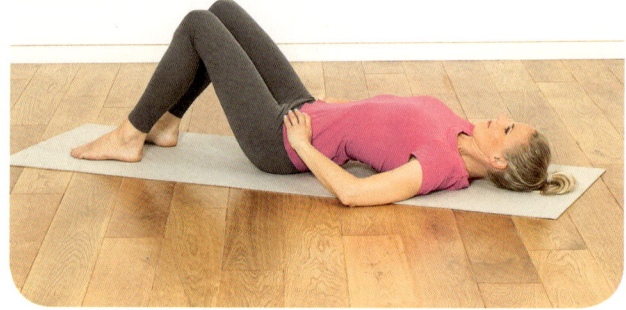

3 Becken auf und ab bewegen, das Schambein rollt Richtung Nase und wieder davon weg in ein leichtes Hohlkreuz. Ganz kleine und schmerzfreie Bewegungen!

4 Nach wenigen Minuten hat sich vieles gelöst. Die Bewegung nach Belieben größer ausführen. Besonders entspannend: die Atmung der Beckenbewegung anzupassen.

Rauskommen Nach einigen Minuten des Beckenrollens kurz liegenbleiben und die Entspannung wahrnehmen. Erst dann auf die Seite rollen, den Bauch anspannen und auf die Bettkante setzen.

Das bringt's Die ganze Becken- und Rückenmuskulatur wird gelöst und entspannt sich. Die Facettengelenke sowie die Bandscheiben werden sanft mobilisiert. Optimale Vorbereitung auf die tägliche Belastung.

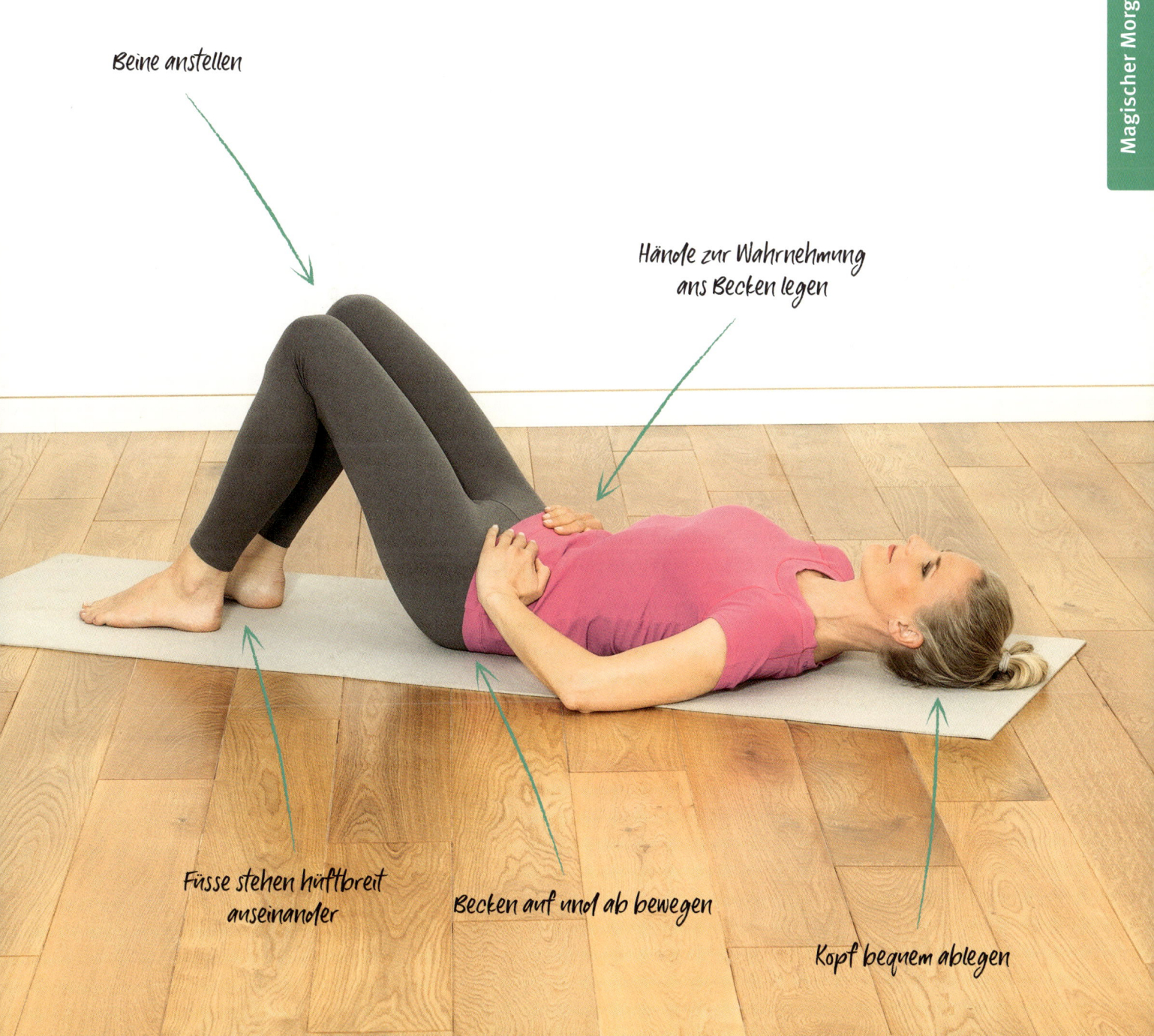

Beine anstellen

Hände zur Wahrnehmung
ans Becken legen

Füsse stehen hüftbreit
auseinander

Becken auf und ab bewegen

Kopf bequem ablegen

mach dich lang

1 Entspannt in Rückenlage im Bett, die Hände auf den Beckenkämmen. Fuß flexen, d.h., die Fußspitzen zeigen Richtung Nase.

2 Nun die Fersen abwechselnd rechts und links Richtung Bettende schieben. Bewegungen sehr klein und sanft ausführen.

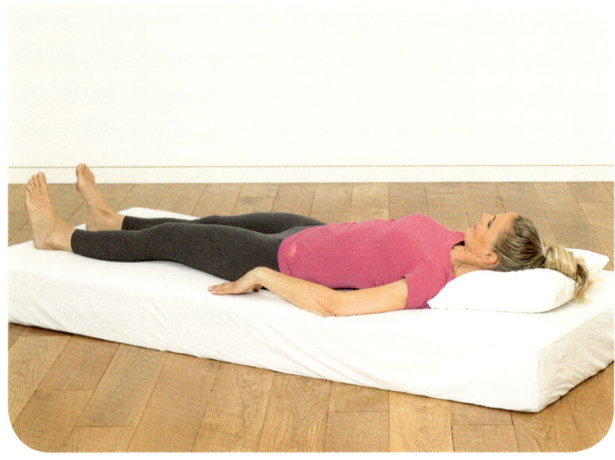

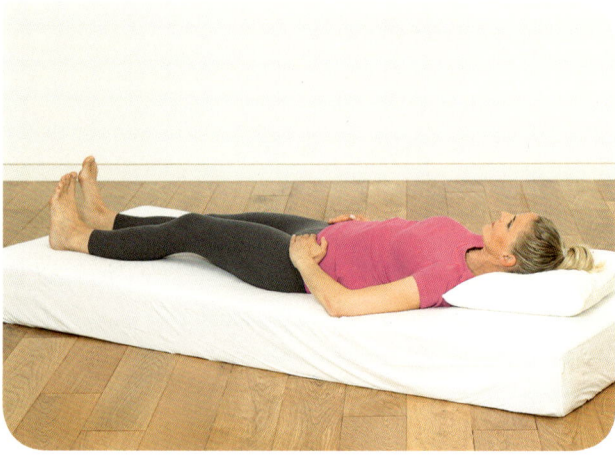

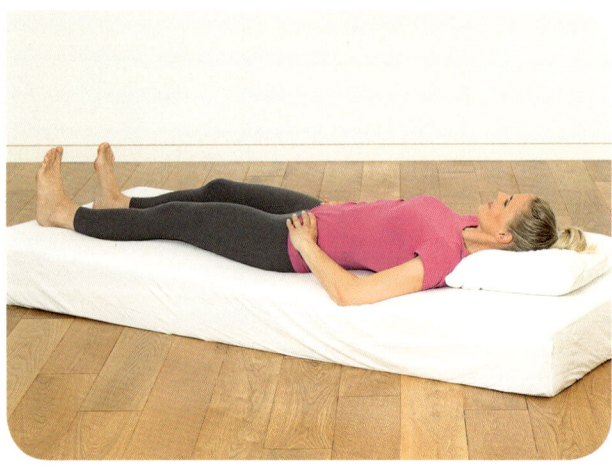

3 Den Atemrhythmus möglichst anpassen und nach 1 bis 2 Minuten die Bewegungen größer werden lassen. Immer im schmerzfreien Bereich bleiben!

Rauskommen Spannung in den Füßen auflösen. Beine eins nach dem anderen anstellen und auf die Seite drehen, um sich auf die Bettkante zu setzen.

Tipp Ist die ausgestreckte Rückenlage unangenehm, erst die Beine anstellen. Nach wenigen Minuten lösen sich Verspannungen der Hüftbeuge- und Rumpfmuskulatur. Ideal als abendliche Entspannung.

Das bringt's Entspannung der Rumpf- und Beinmuskulatur, besonders des oft verkürzten Hüftbeugers. Zudem werden alle Gelenke der Wirbelsäule, Iliosakral- und Hüftgelenke mobilisiert.

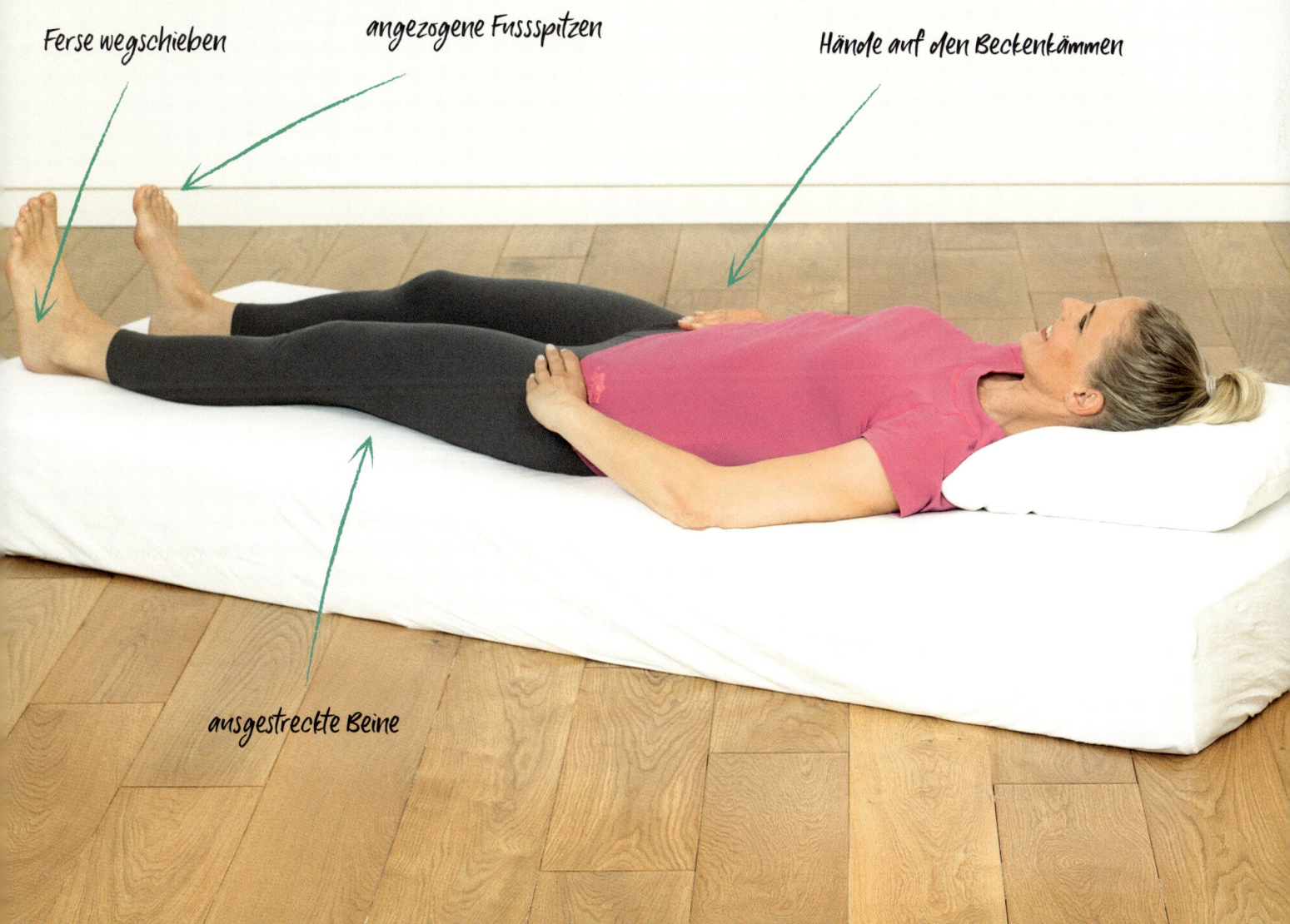

Ferse wegschieben

angezogene Fussspitzen

Hände auf den Beckenkämmen

ausgestreckte Beine

Wake up/Räkeln

1 Entspannt in Rückenlage und mit angestellten Beinen liegen. Arme locker neben dem Körper.

2 Das Becken rechts und links abwechselnd Richtung Fußende schieben. Mit den Händen die Bewegung führen. Langsam die Bewegung größer werden lassen.

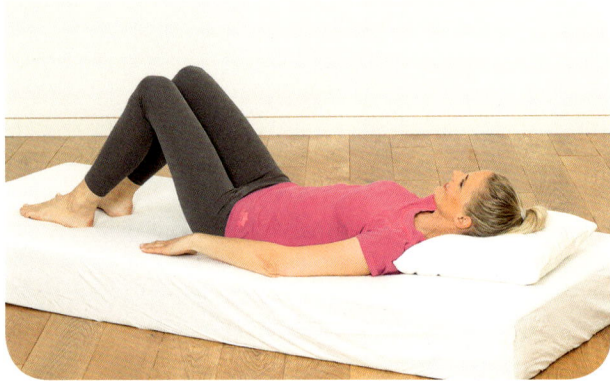

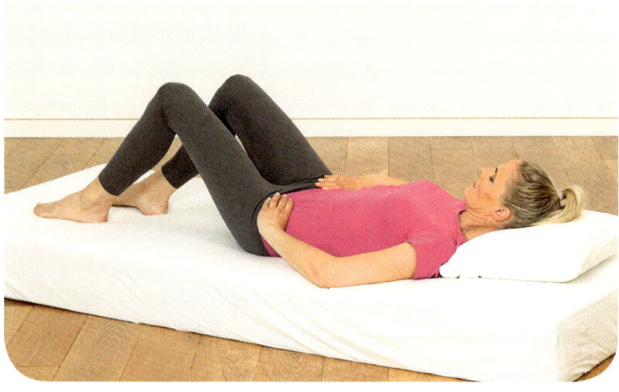

3 Nun die Beine ausstrecken. Fersen abwechselnd rausschieben. Auch hier erst mit kleinen Bewegungen beginnen. Die Fußspitzen Richtung Nase ziehen, um die Beinrückseite stärker zu dehnen.

4 Die Arme neben den Kopf, Richtung Decke oder seitlich ausstrecken. Abwechselnd räkeln, um eine angenehme Dehnung zu erzeugen. Nachspüren, wie sich der Körper anfühlt und der Rücken aufliegt.

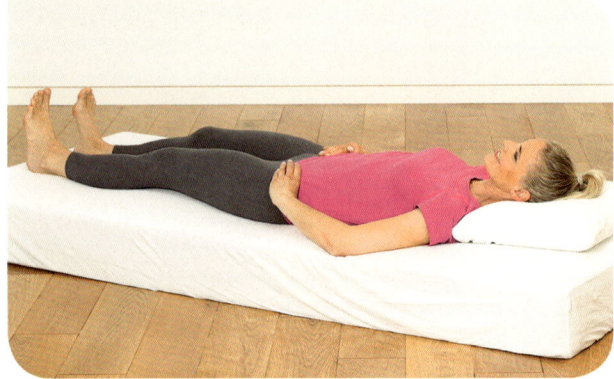

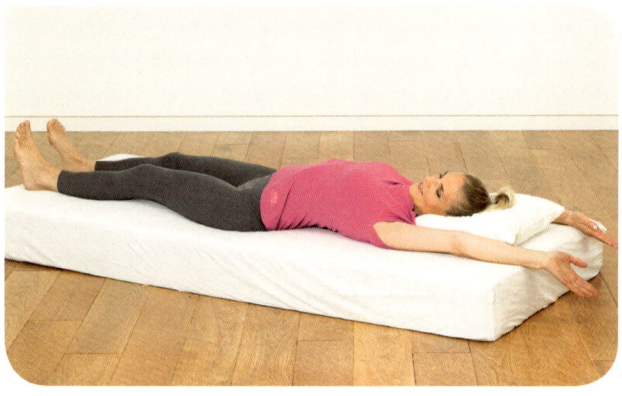

Tipp In alle Richtungen räkeln und nachspüren. Den Positionen mehr Aufmerksamkeit widmen, in denen eine Dehnung deutlich spürbar wird. Eine tiefe Atmung versorgt Sie mit extra Sauerstoff.

Das bringt's Fit und vital in den Tag starten! Räkeln macht munter und vertreibt blitzschnell die Müdigkeit. Alle Strukturen werden auf Belastung vorbereitet, Anlaufschmerzen und Morgensteifigkeit reduziert.

Beine lang rausschieben

tief ein- und ausatmen

Drehen der Arme und Beine
verstärkt die Dehnung

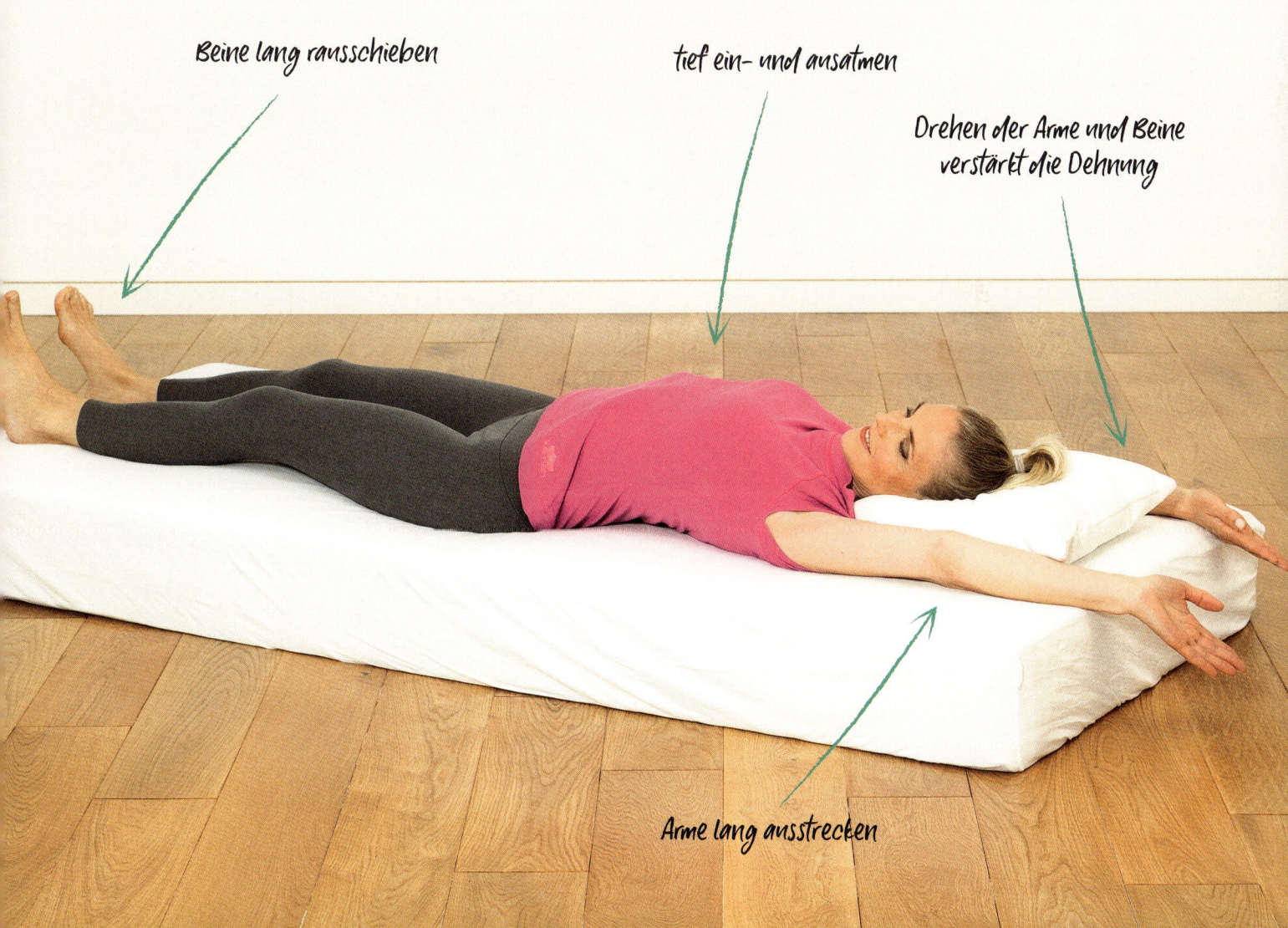

Arme lang ausstrecken

Kleine Kobra – Stütz im Bett

1 Im Bett in die Bauchlage drehen und auf den Unterarmen abstützen. Achtung: aus den Schultern heraus stützen.

2 Der Blick ist nach vorne gerichtet. Die Schulterblätter werden mit der Ausatmung nach hinten und unten geschoben und beim Einatmen wieder leicht gelöst.

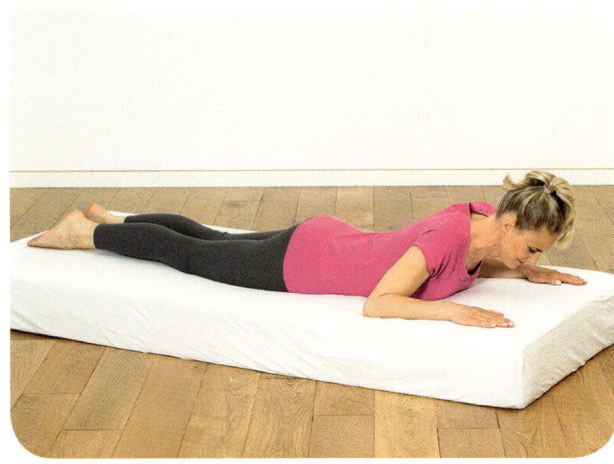

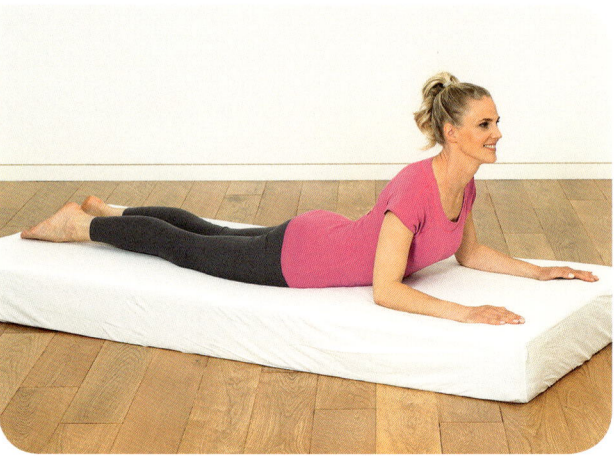

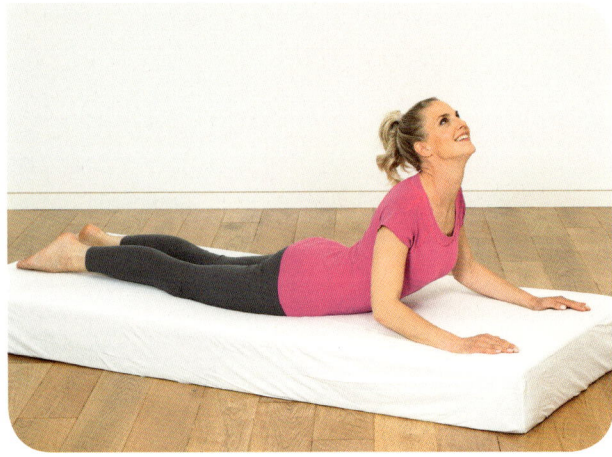

3 Die Ellenbogen in die Matratze drücken. Das Brustbein nach vorne-oben schieben. Eine tiefe Atmung dehnt und öffnet zusätzlich den Brustkorb. Wahlweise den Kopf in den Nacken legen, um die vordere Dehnung zu verstärken.

Rauskommen Die Dehnung nach 10 bis 20 Atemzügen wieder auflösen. Stützen Sie sich hierfür ausatmend in den Fersensitz und richten Sie sich auf.

Tipp Diese Übung lässt sich durch den Handstütz verstärken. Dabei auf leicht gebeugte Ellenbogen und einen guten Schulterstütz achten. Lassen Sie sich nie in den Gelenken hängen. Das belastet sie sehr.

Das bringt's Alle vorderen Muskeln und Faszien werden gedehnt. Insbesondere Schulter- und Brustmuskulatur und Hüftbeuger werden gestreckt und dadurch der Rücken entlastet. Besonders für Sitzarbeiter.

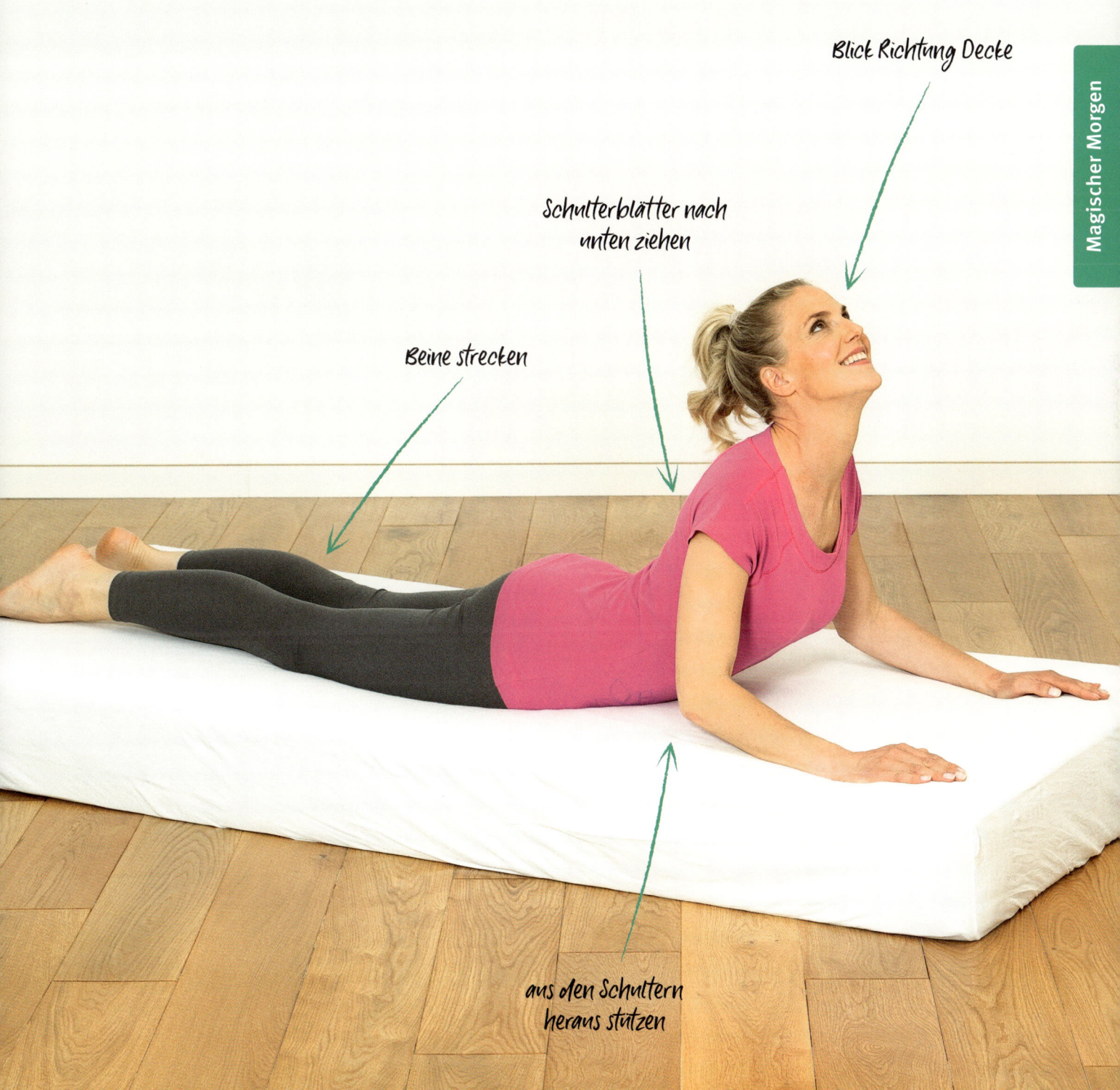

Blick Richtung Decke

Schulterblätter nach unten ziehen

Beine strecken

aus den Schultern heraus stützen

Mieze – Bello

1 Im Vierfüßlerstand starten. Leichte Beuge der Ellenbogen. Hände unter den Schultern. Knie und Hüften in 90°-Beugung. Dann ausatmen und den Rücken runden.

2 Die querverlaufende Bauchmuskulatur aktivieren, indem Sie den Nabel einziehen. Den Kopf so mitbewegen, dass Sie auf die Knie schauen können.

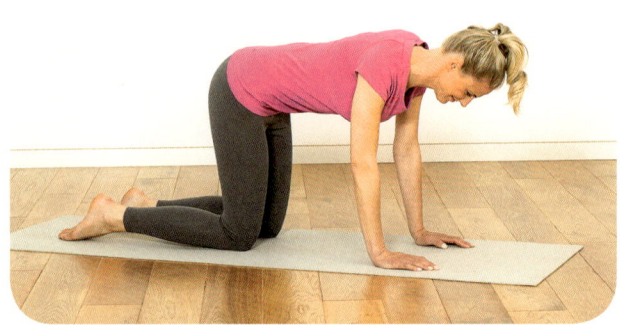

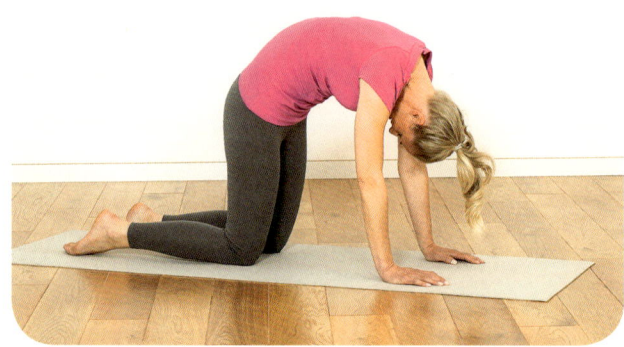

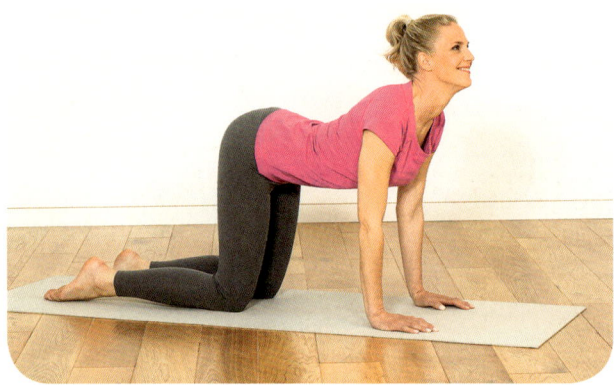

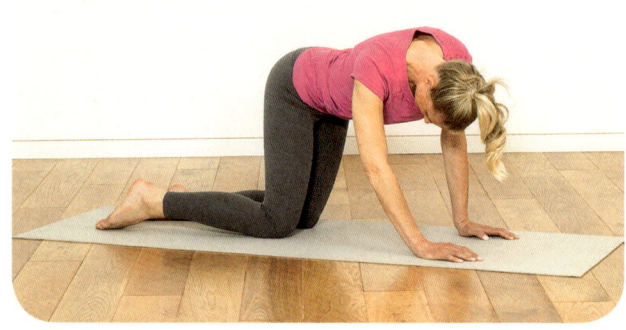

3 Mit der Einatmung den Bauch wieder lockern. In ein leichtes Hohlkreuz gehen. Kopf und Hals machen die Bewegung mit. Der Blick richtet sich nach vorne. 30 Mal wiederholen.

Variante: »Der Blick durch das Heck«: Stellen Sie sich vor, auf Ihrem Gesäß befänden sich zwei Augen. Jetzt schauen Sie sich damit um: Blick nach rechts, nach links, nach oben und unten. Kreisen Sie auch mit den Hüften.

Tipp: Mit kleinen Bewegungen beginnen und langsam steigern. Den Körper während der Bewegungen bewusst wahrnehmen. Spüren Sie, wann und wo Sie verspannt sind. Bei akuten Rückenschmerzen kann die Übung helfen, wenn Sie winzige Bewegungen machen. So können sich das Gewebe und die Muskeln besser lösen und entspannen.

Das bringt's Abwechslung tut dem Rücken gut! Die Bandscheiben können sich erholen. Die Wirbelsäule bleibt geschmeidig. Diese Übung trainiert Arm- und Schultermuskeln.

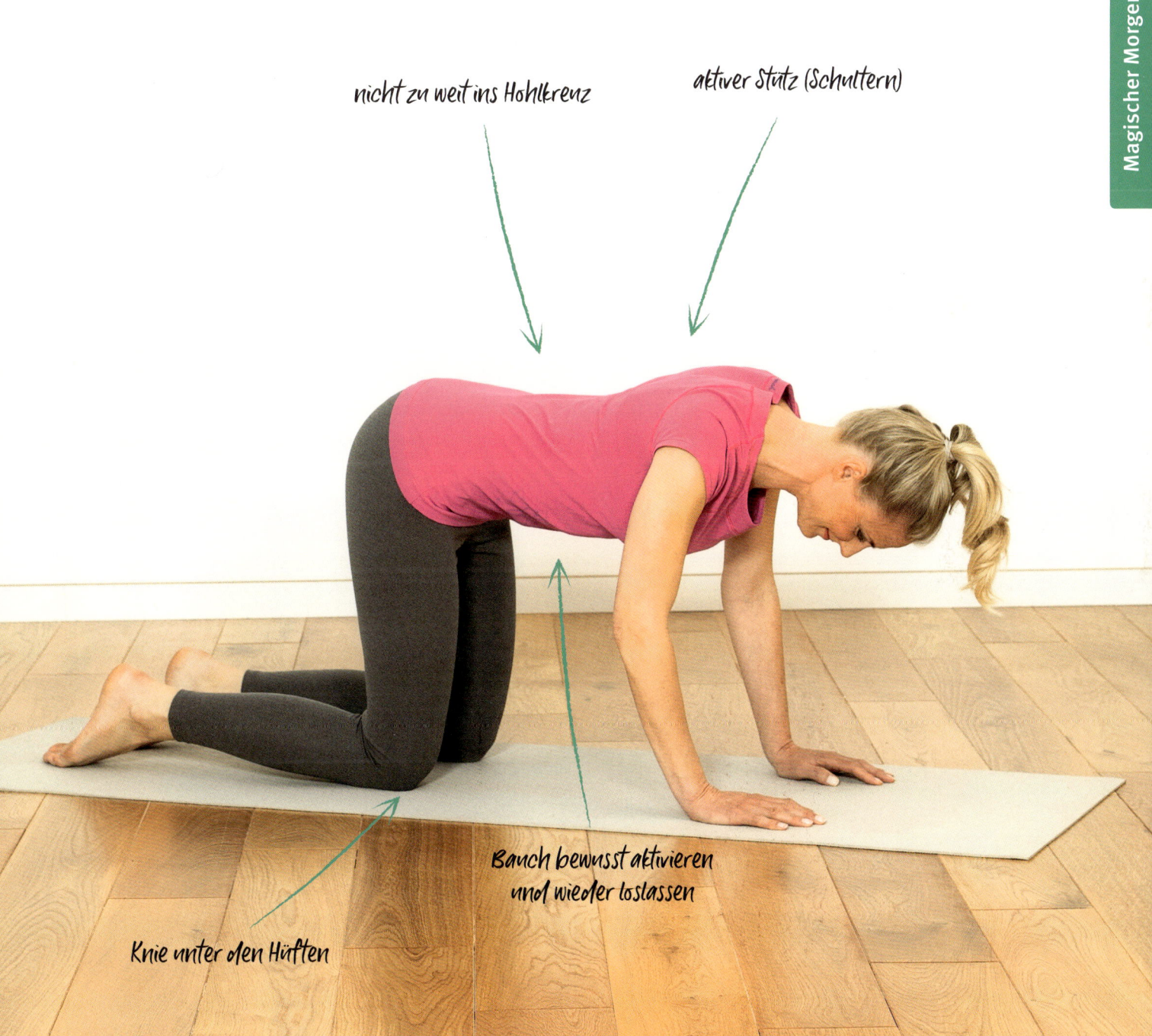

nicht zu weit ins Hohlkreuz

aktiver Stütz (Schultern)

Bauch bewusst aktivieren
und wieder loslassen

Knie unter den Hüften

Mit Wespentaille gegen Hexenschuss

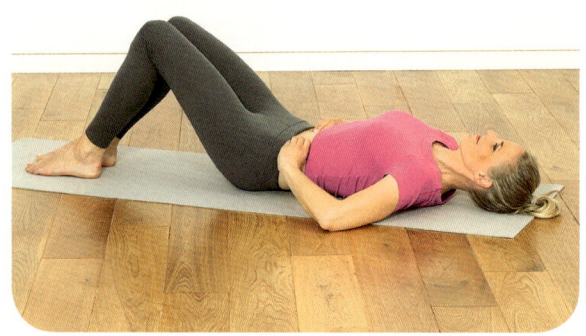

1 Erspüren Sie die Aktivität des quer verlaufenden Bauchmuskels, des Musculus transversus abdominis: In Rückenlage mit angestellten Beinen. Die Finger an die Innenseite der Beckenkämme legen. Beim Räuspern sollte eine Muskelspannung unter den Fingern wahrnehmbar sein. Merken Sie sich diese Empfindung, sie wird Ihr Anhaltspunkt in der nachfolgenden Übung sein.Die Vorstellung, eine viel zu enge Hose schließen zu wollen, hilft dabei, den Muskel aktiv anzuspannen. Den Bauchnabel dabei nach innen ziehen, um die Wespentaille noch schmaler werden zu lassen. Den Transversus während der ruhigen Ein- und Ausatmung angespannt halten. Brustkorb und Becken bewegen sich nicht.

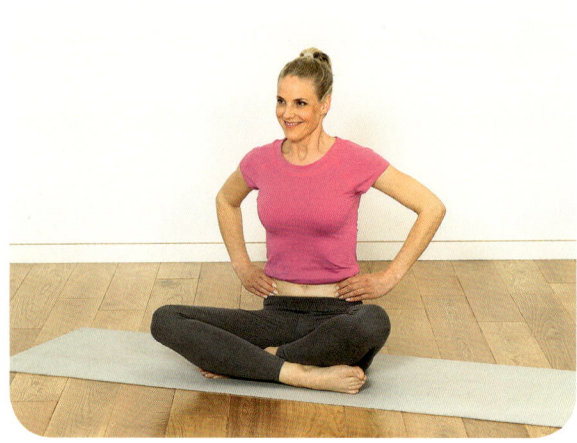

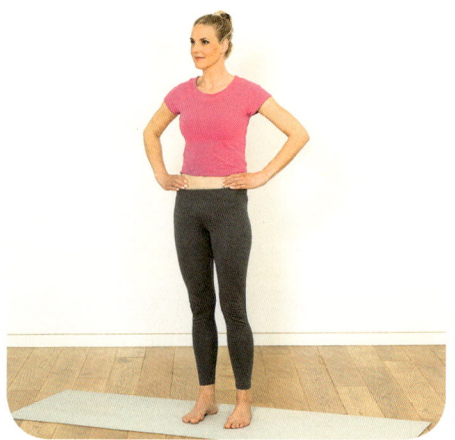

2 Ist die Bauchmuskelaktivierung in der Rückenlage gut gelungen, in den Sitz wechseln. Auch hier wieder die Anspannung über die Beckenkämme kontrollieren. Über mehrere Atemzüge den Transversus aktiviert halten.

3 Nun im Stand. Die Anspannung des Transversus sichert die Lendenwirbelsäule. Bei körperlicher Beanspruchung aktivieren. Insbesondere beim alltäglichen Nach-vorne-Beugen oder Bücken stabilisiert sie den Rücken.

Tipp Denken Sie bei Bewegung und Belastung immer daran, den Rücken zu stabilisieren!

Das bringt's Der Musculus transversus abdominis, der querverlaufende Bauchmuskel, ist die Versicherung für Ihre Lendenwirbelsäule.

Er stützt sie wie ein breiter Gürtel gegen Scherbelastung. Das macht einen starken Rücken und einen flachen Bauch!

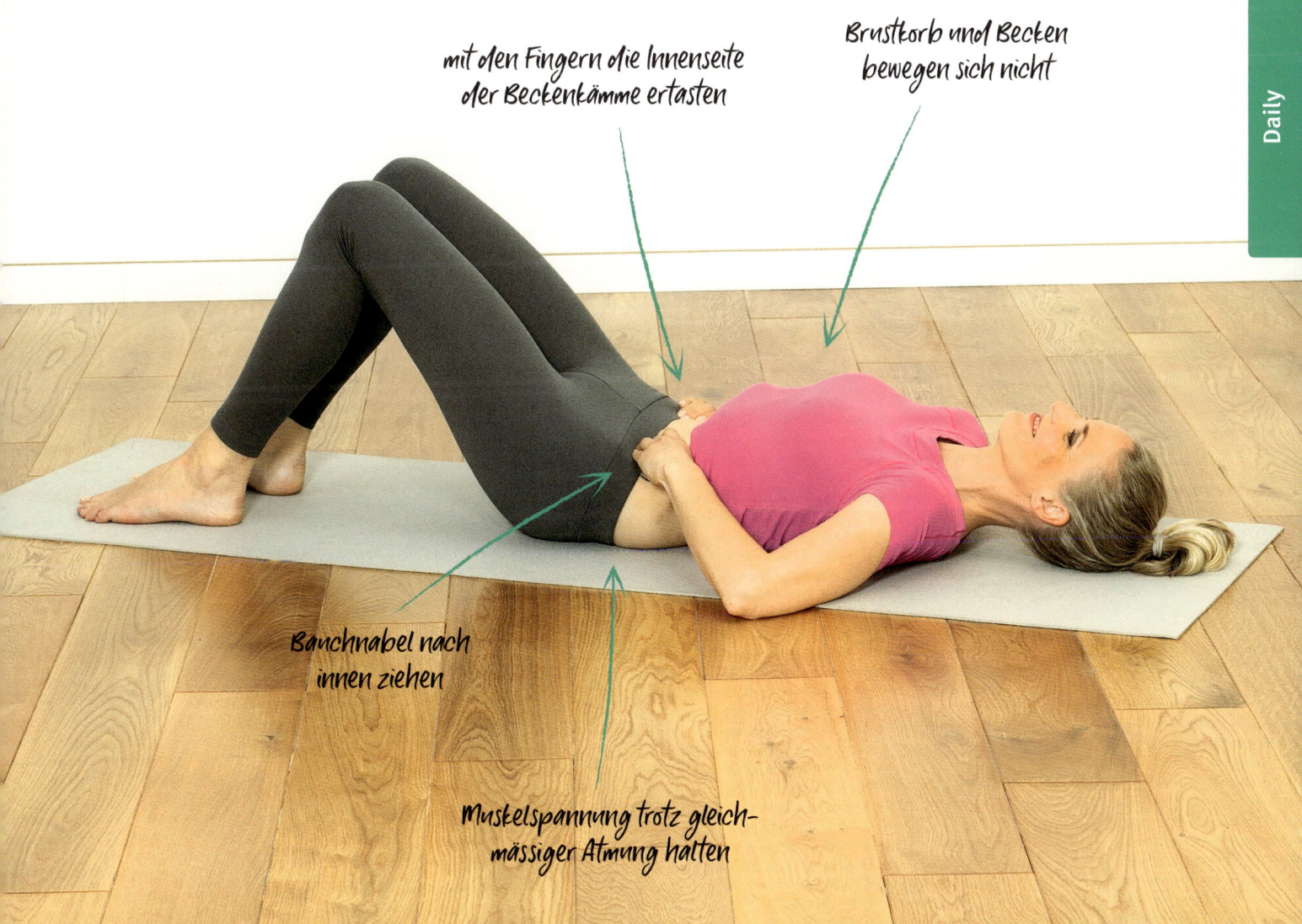

mit den Fingern die Innenseite
der Beckenkämme ertasten

Brustkorb und Becken
bewegen sich nicht

Bauchnabel nach
innen ziehen

Muskelspannung trotz gleichmässiger Atmung halten

Haltung bewahren – Bauchmuskeltraining

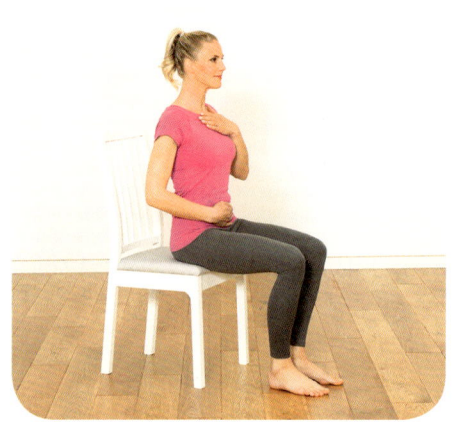

1 Auf einem Stuhl sitzen. Das Becken vor- und zurückrollen und am höchsten Punkt der Aufrichtung das Becken fixieren. Eine Hand auf den Bauchnabel legen und das fixierte Becken auf ungewollte Bewegung kontrollieren. Die andere Hand auf das Brustbein legen. Durch das Aufrichten des Brustbeines vergrößert sich der Abstand zwischen den Händen, diesen halten. In dieser Körperhaltung den Oberkörper nach hinten neigen, bis eine leichte Anstrengung der geraden Bauchmuskeln spürbar wird. Einige Sekunden halten und zur Mitte zurückkehren.

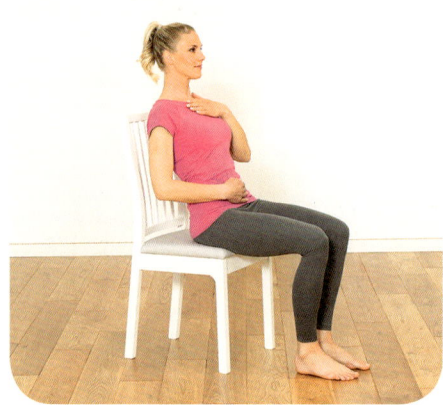

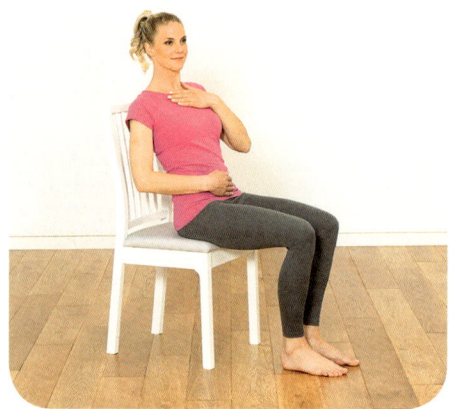

2 Bei einer guten Kontrolle über die aufrechte Haltung bringen Sie etwas Dynamik rein. Sie bewegen sich weiter vor und zurück, aber auch etwas zur Seite, um möglichst viele Muskeln anzusprechen.

Variante: Um die schrägen Bauchmuskeln zu mobilisieren, wieder die aufgerichtete, zurückgelehnte Position einnehmen. Kurze, zackige Rotationsbewegungen mit dem Oberkörper durchführen, bis eine Anstrengung der seitlichen Bauchmuskeln spürbar wird.

Tipp Auf eine gleichmäßige, ruhige Atmung achten und sich nicht verleiten lassen, die Luft anzuhalten!

Das bringt's Endlich raus aus der gekrümmten Haltung am Arbeitsplatz und ein kleines Workout für den Rumpf. Eine gute Haltung verringert Haltungsschäden und eine trainierte Bauchmuskulatur entlastet den Rücken und beugt Schmerzen vor.

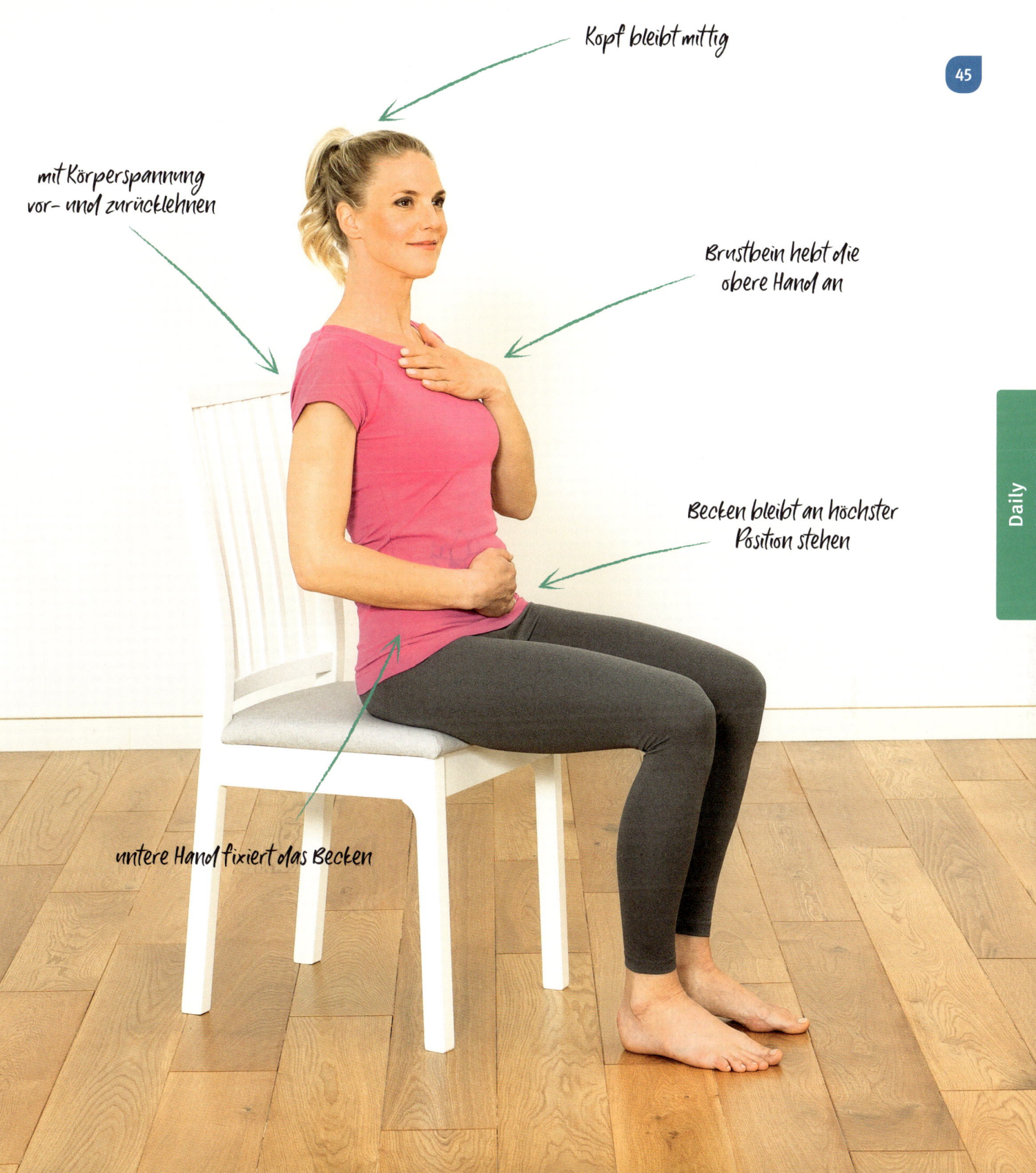

Kopf bleibt mittig

mit Körperspannung
vor- und zurücklehnen

Brustbein hebt die
obere Hand an

Becken bleibt an höchster
Position stehen

untere Hand fixiert das Becken

Faszienswing

1 Die Beine etwas mehr als hüftbreit auseinanderstellen. Einen sicheren Stand und eine gut angespannte Bauchmuskulatur prüfen (Wespentaille, Seite 42)!

2 Wirbel für Wirbel bodenwärts gleiten. Sich erst einmal mit der gebeugten Haltung vertraut machen, die wir leider im Alltag so häufig zu vermeiden versuchen.

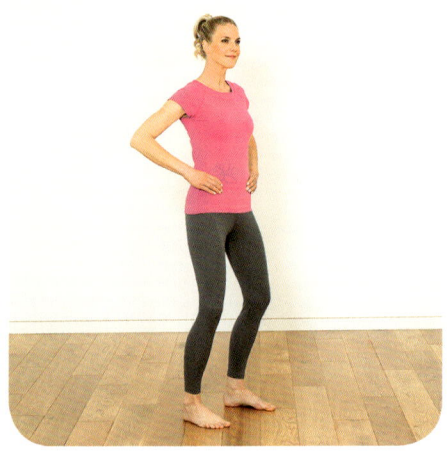

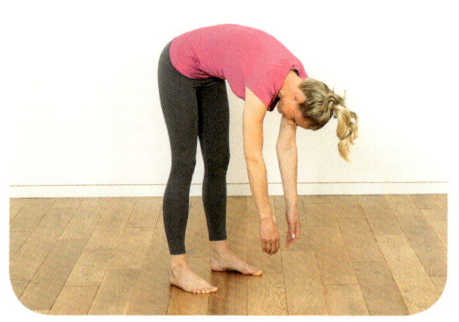

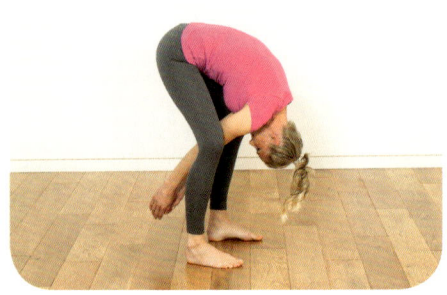

3 Unten angekommen, den Oberkörper mit den gestreckten Armen durch die geöffneten Beine vor- und zurückschwingen. Dabei die Beine leicht gebeugt und rhythmisch zum Pendeln mitbewegen. Stellen Sie sich dabei eine schwingende Glocke vor. Fühlen Sie sich in der Bewegung sicher, diese im ganz persönlichen, angenehmen Bewegungsradius ausweiten. Versuchen Sie, wie bei einer Schaukel immer den Schwung mitzunehmen und sich nicht auszubremsen. Auch die seitlichen Rückenfaszien profitieren vom Swing. Dazu die Übung etwas in der Diagonalen ausführen.

Tipp Bei dieser Übung durch eine »Wespentaille« immer den transversalen Bauchmuskel angespannt halten, das sichert den Rücken.

Das bringt's Eine der häufigsten Gründe für Rückenschmerzen ist eine steife und kraftlose Rückenfaszie. Bringen Sie Schwung in die große Lendenfaszie. Sie werden staunen, wie schnell das anfangs ermüdet und sogar zu Muskelkater führen kann.

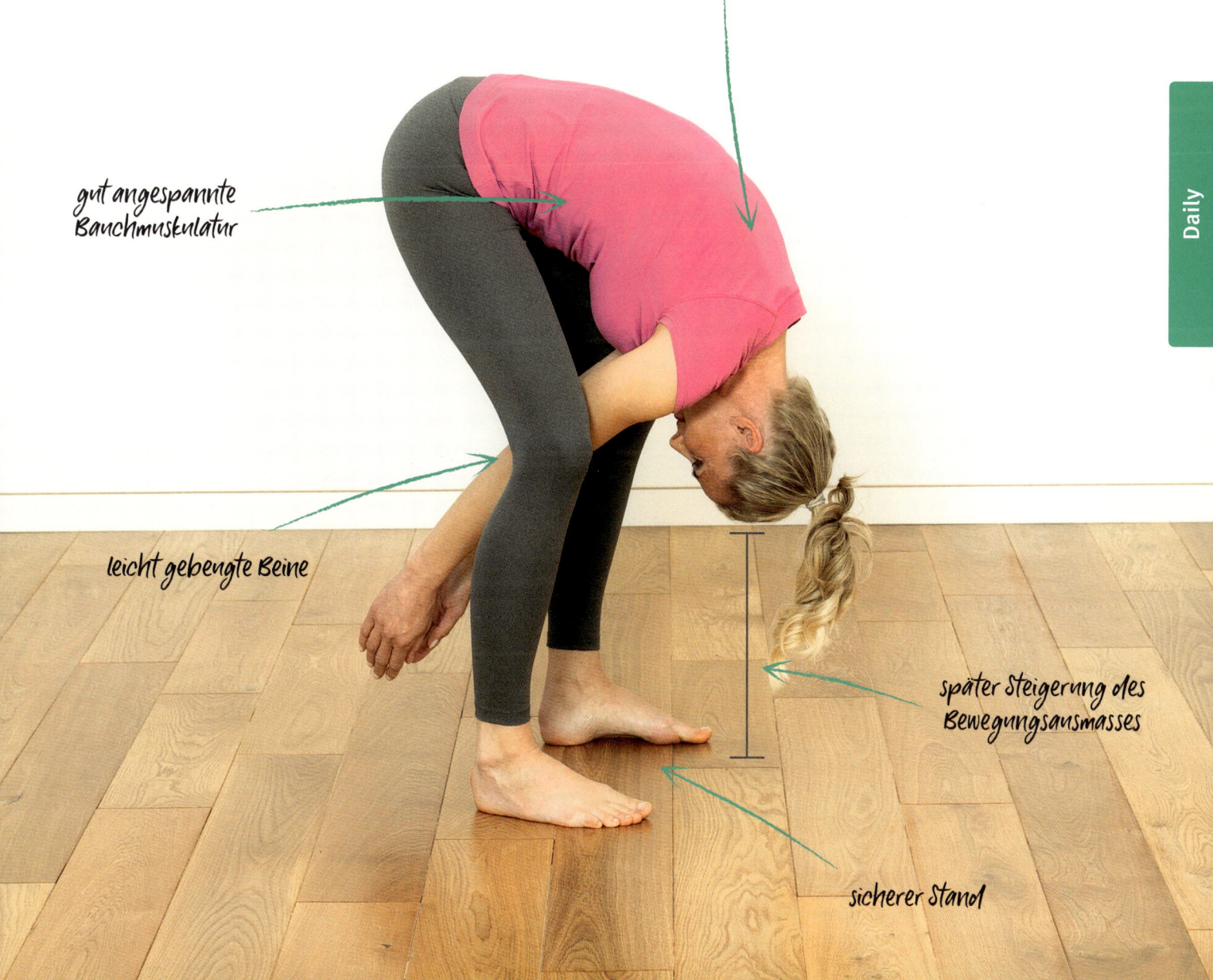

sanftes Pendeln von Armen und
Oberkörper zu Beginn

gut angespannte
Bauchmuskulatur

leicht gebengte Beine

später Steigerung des
Bewegungsausmasses

sicherer Stand

Grosse Kobra

1 Die Hände schulterbreit auf einen Tisch aufstützen, Ellenbogen leicht gebeugt. Die Füße stehen eine Schrittlänge weg vom Tisch.

2 Nun das Becken so weit nach vorne bringen, dass der Körper eine Linie bildet. Brustbein nach vorne-oben schieben, Kinn leicht zur Decke strecken.

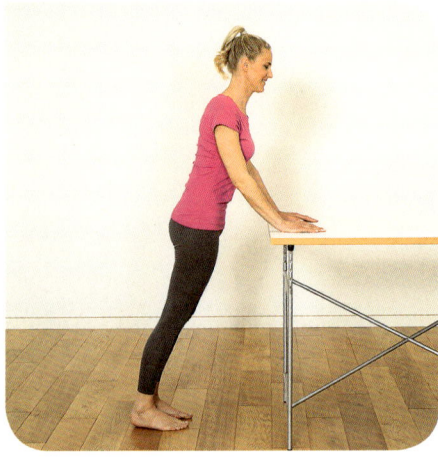

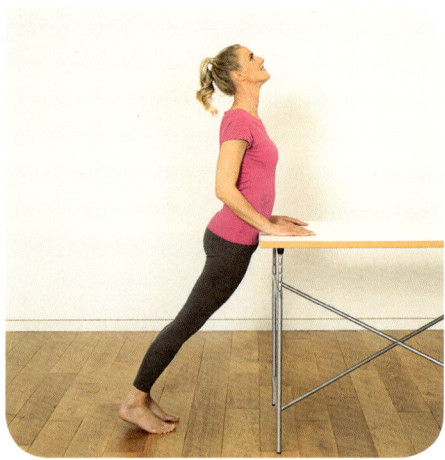

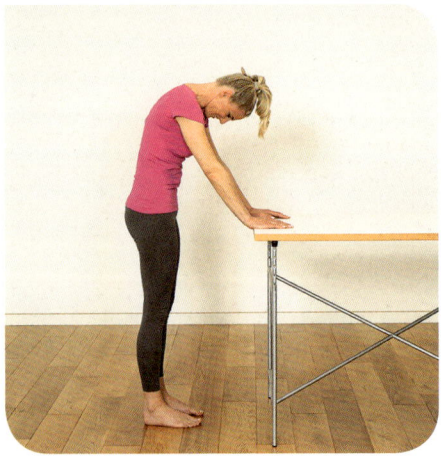

3 Die Dehnung 5 bis 8 Atemzüge halten, danach auflösen, die Arme durchstrecken. Die Schulterblätter auseinanderziehen und die dazwischenliegende Brustwirbelsäule Richtung Decke schieben. Den Ablauf 2 bis 3 Mal wiederholen. Um die Dehnung zur verstärken, zusätzlich auf die Zehenspitzen stellen und den Kopf Richtung Brustbein ziehen. Diese Position auch wieder 5 bis 8 Atemzüge halten.

Tipp Falls es mal schnell gehen soll, kann diese Übung an jedem beliebigen Tisch oder an einer Stuhllehne ausgeführt werden.

Das bringt's In der Beugung und Streckung wird die gesamte Brustwirbelsäule mobilisiert. Im ersten Teil öffnet sich der vordere Brustkorb mit Muskeln und Faszien, das gibt Raum zum Atmen. Der zweite Teil sorgt für eine gute Dehnung zwischen den Schulterblättern, die im Alltag häufig unter Spannung stehen.

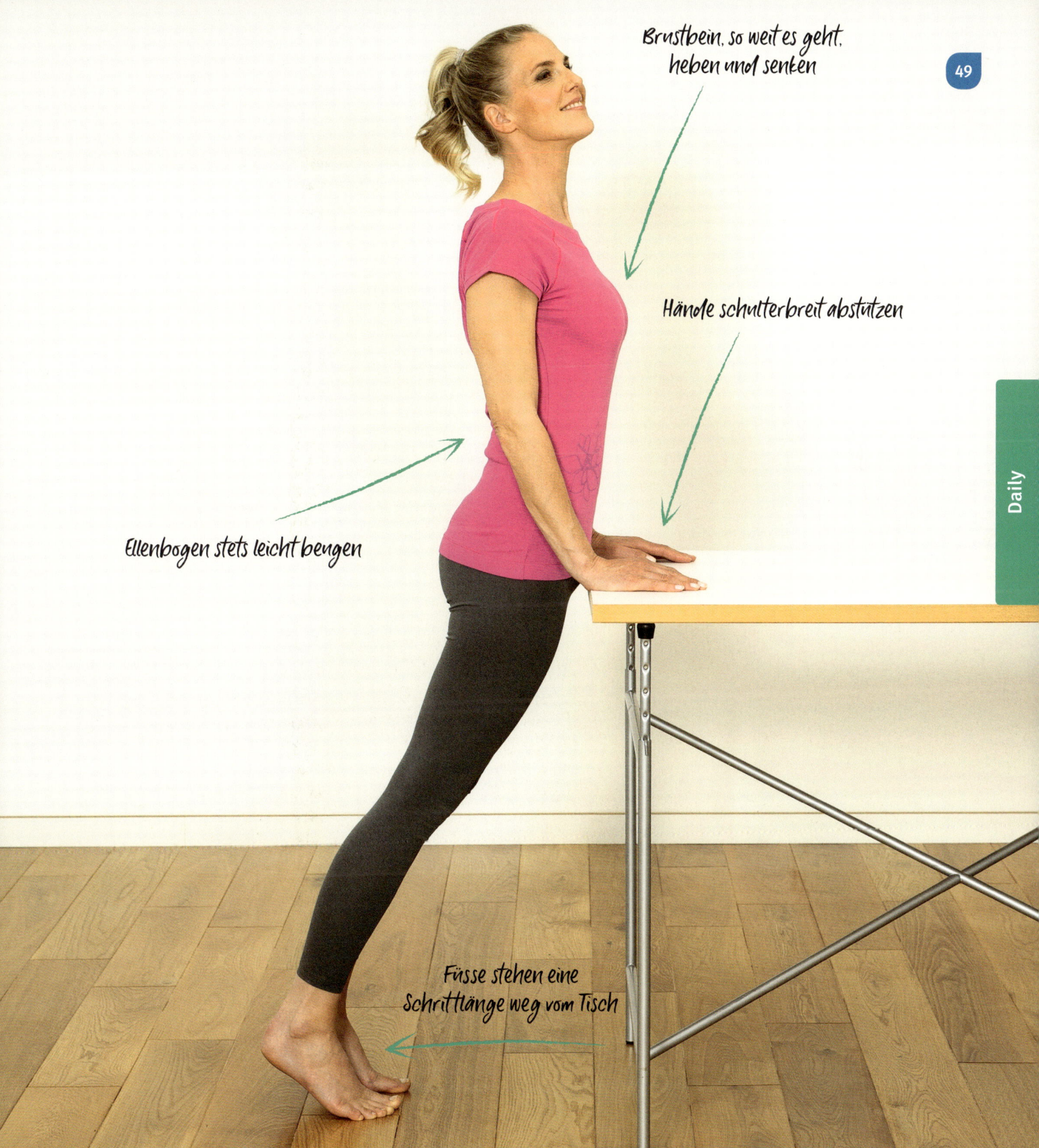

Brustbein, so weit es geht, heben und senken

Hände schulterbreit abstützen

Ellenbogen stets leicht bengen

Füsse stehen eine Schrittlänge weg vom Tisch

Daily

Hüftstretch – Psoasdehnung

1 Seitlich auf dem Bürostuhl sitzen, sodass eine Gesäßhälfte frei ist. Das andere Bein liegt gut auf und gibt den nötigen Halt.

2 Während die Beckenkämme auf einer Höhe bleiben, das freie Bein nach hinten stellen. Schambein Richtung Nase kippen, das freie Bein rausschieben.

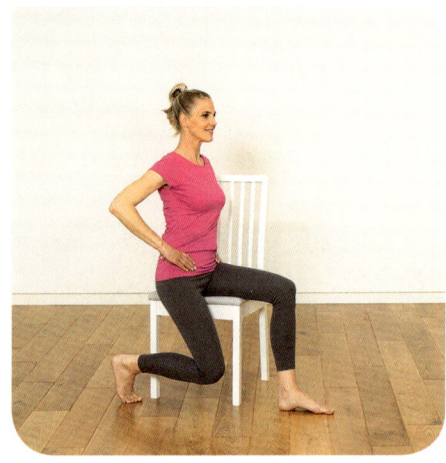

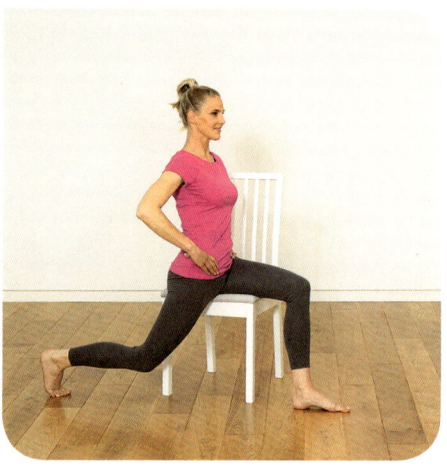

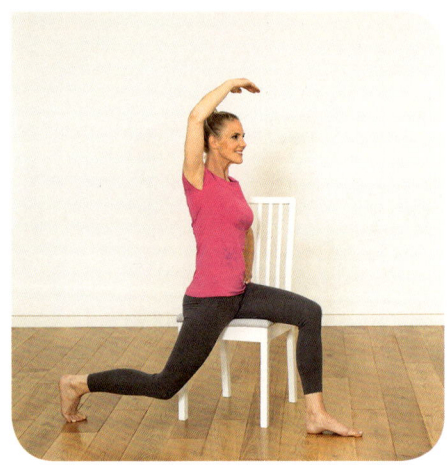

3 Sobald die Dehnung nachlässt, das Bein weiter nach hinten rausschieben. Eine Streckung nach oben und eine Seitneigung verstärken den Dehnungseffekt zusätzlich. Auf eine gleichmäßige Atmung achten, gerne auch in die Dehnung hinein. 8 bis 10 Atemzüge halten, dann Seite wechseln. Die Dehnung ist auch in Schrittstellung möglich. Wichtig: Beckenkämme auf gleicher Höhe, Schambein Richtung Nase hochkippen.

Tipp Diese Dehnung regelmäßig im Büroalltag zur Routine werden lassen. Sie kann auch ganz leicht während der Arbeit am Schreibtisch ausgeführt werden.

Das bringt's Da unsere Hüftbeugemuskulatur in sitzender Tätigkeit in Daueranspannung ist, müssen wir sie regelmäßig entspannen. Ein stets angespannter und verkürzter Hüftbeuger komprimiert unsere Lendenwirbelsäule und zwingt die Rückenmuskulatur zu einer Gegenaktivität. Das Resultat: Muskelverspannungen im Rücken.

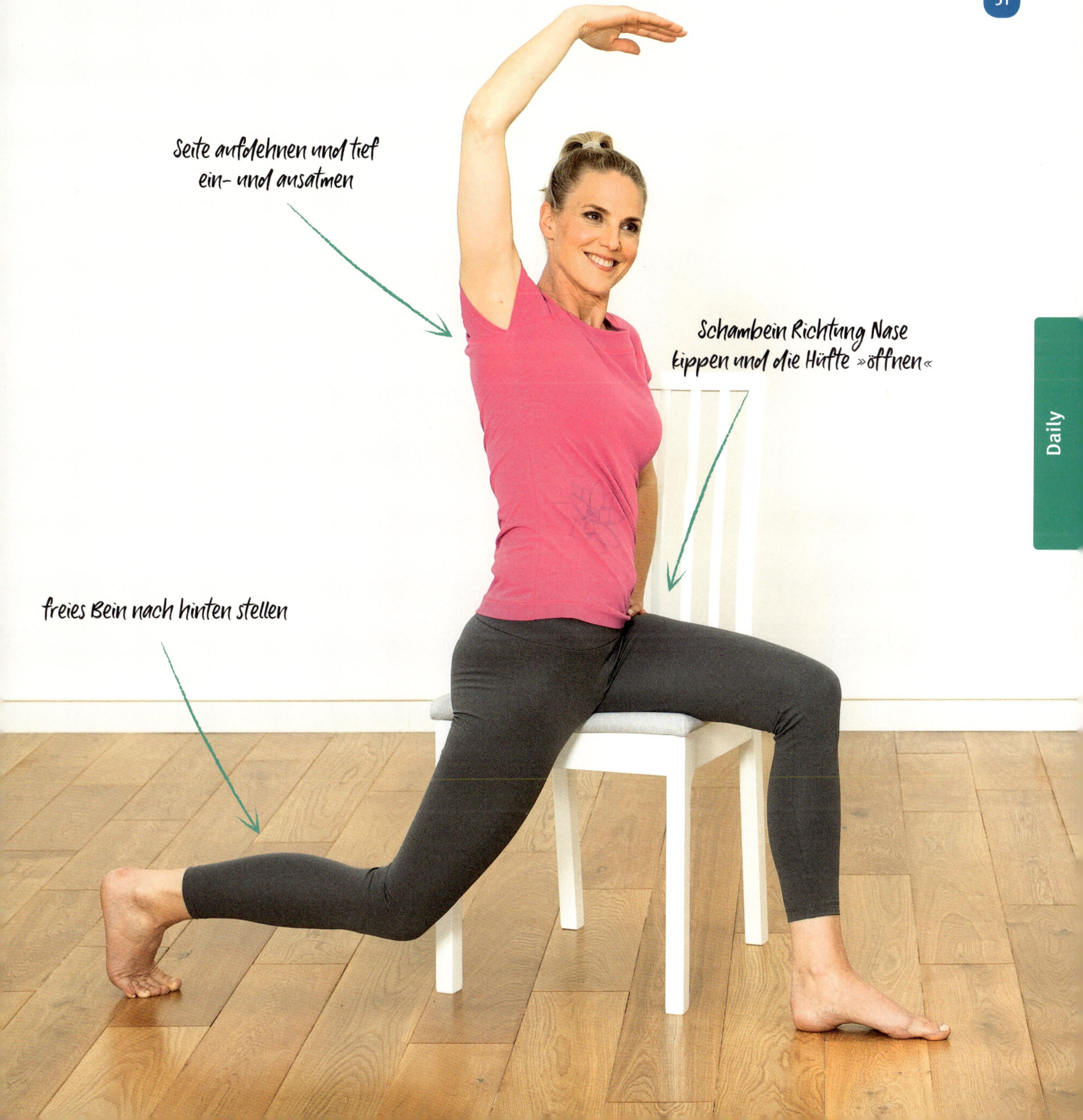

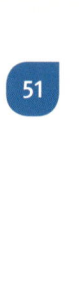

Seite aufdehnen und tief
ein- und ausatmen

Schambein Richtung Nase
kippen und die Hüfte »öffnen«

freies Bein nach hinten stellen

Ninja (auf der Treppe)

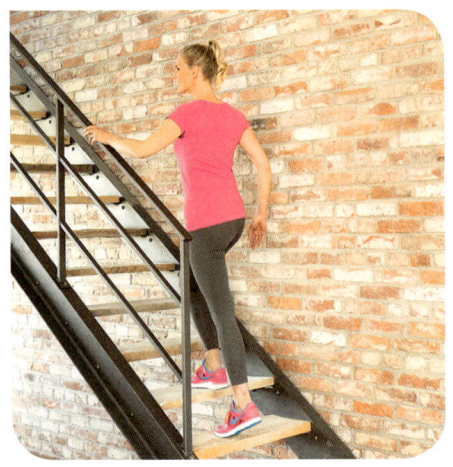

1 Verwenden Sie Ihre täglichen Wege treppauf, treppab als Training. Hierbei auf eine aufgerichtete Körperhaltung und eine gut angespannte Bauchmuskulatur achten (siehe Übung Wespentaille, Seite 42). Versuchen Sie, so viel Körperspannung aufzubringen, dass Sie lautlos die Treppen hochgehen. Anfangs wirkt es sicher etwas hölzern, aber bald werden die Bewegungen geschmeidiger. Dasselbe auch treppab. Ein Geländer kann anfangs helfen, sich auf die Schritte zu konzentrieren. Den Bauch immer anspannen, ohne die Luft anzuhalten.

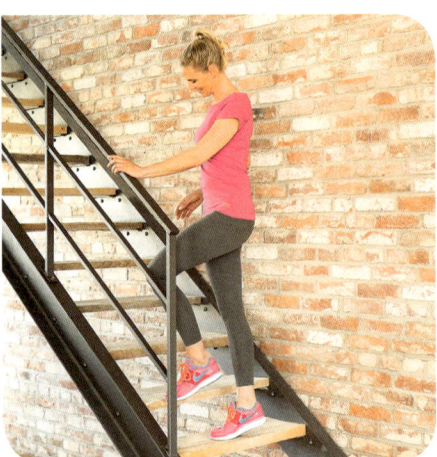

2 Seitlich oder über Kreuz gehen, um alle seitlichen und diagonal verlaufenden Faszien zu erreichen. So wird eine Treppe eine ganz neue Trainingsherausforderung.

Variante: Gelingt Ihnen das Hoch-und-Runter-Gehen gut und suchen Sie eine neue Steigerung, dann probieren Sie es mit kleinen Hüpfern. Erst mit dem einzelnen Fuß, später mit geschlossenen Füßen.

Tipp Anfangs mit weichen Sohlen üben, um ein gutes Gefühl für die Bewegung zu bekommen. Später werden die Schuhe keine Rolle mehr spielen.

Das bringt's Von diesem Ganzkörpertraining profitiert Ihr ganzer Rücken! Die gesamte Fuß-, Bein- und Rückenfaszie wird aktiviert und trainiert.

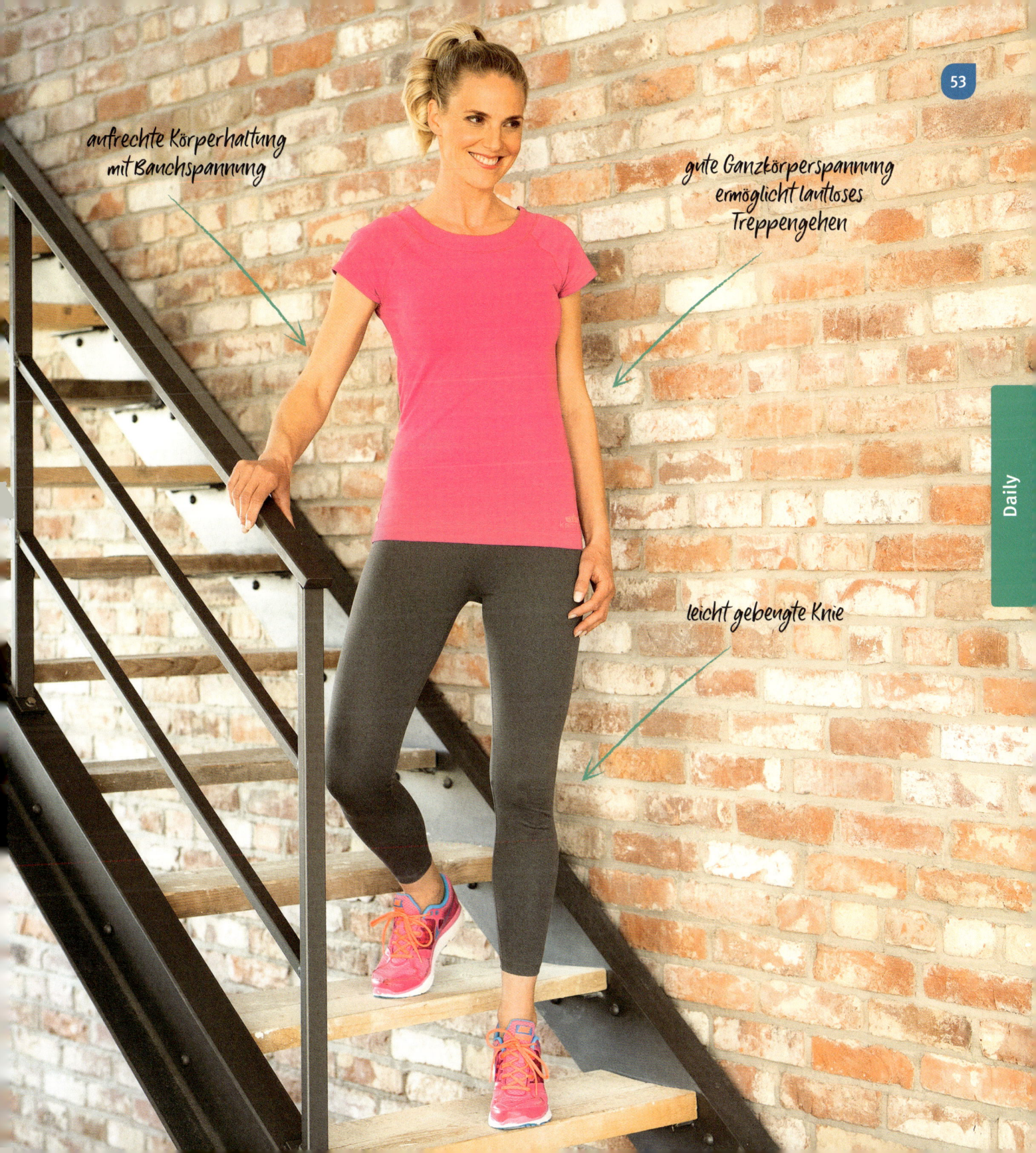

aufrechte Körperhaltung
mit Bauchspannung

gute Ganzkörperspannung
ermöglicht lautloses
Treppengehen

leicht gebeugte Knie

Gross und stark — mobil an der Tür

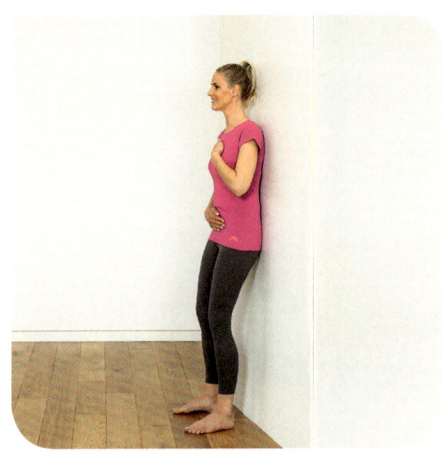

1 Mit hüftbreiten Füßen in einer Schrittlänge entfernt von der Wand stehen. Die Knie sind leicht gebeugt, der Rücken lehnt an der Wand. Die Lendenwirbelsäule nimmt Kontakt mit der Wand auf und bleibt während der Übung fest mit ihr verbunden. Zur Überprüfung eine Hand auf den Bauchnabel legen, die andere auf das Brustbein.

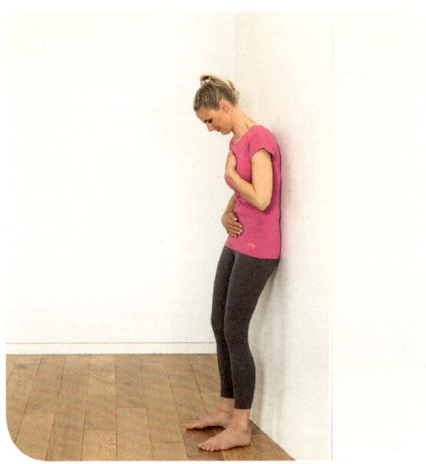

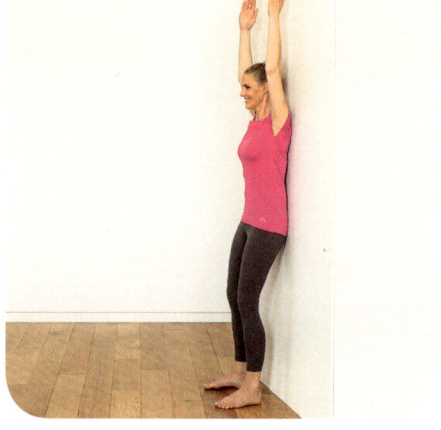

2 Während die Lendenwirbelsäule mit der unteren Hand fixiert bleibt, ziehen die obere Hand und das Brustbein Richtung Decke. Dann wieder etwas einrollen, um sich erneut aufzurichten. Die Lendenwirbelsäule hält den Kontakt mit der Wand! 10 langsame Wiederholungen.

3 Haben Sie Sicherheit, bleiben Sie in der aufgerichteten Position. Dann die gestreckten Arme über den Kopf anheben und langsam wieder senken. Das trainiert den Rücken zusätzlich. 10 Wiederholungen sind optimal, gern mehrmals täglich.

Tipp Aktivieren Sie den Bauchmuskel transversus abdominis zur besseren Stabilisierung der Lendenwirbelsäule.

Das bringt's Sie lernen erneut die physiologisch korrekte, aufgerichtete Haltung zwischen Becken und Brustkorb. Zudem wirkt sich diese Aufrichtung positiv auf eine attraktive Körperhaltung aus. Sie trainiert alle dafür notwendigen Rückenmuskeln und die großen Rückenfaszie.

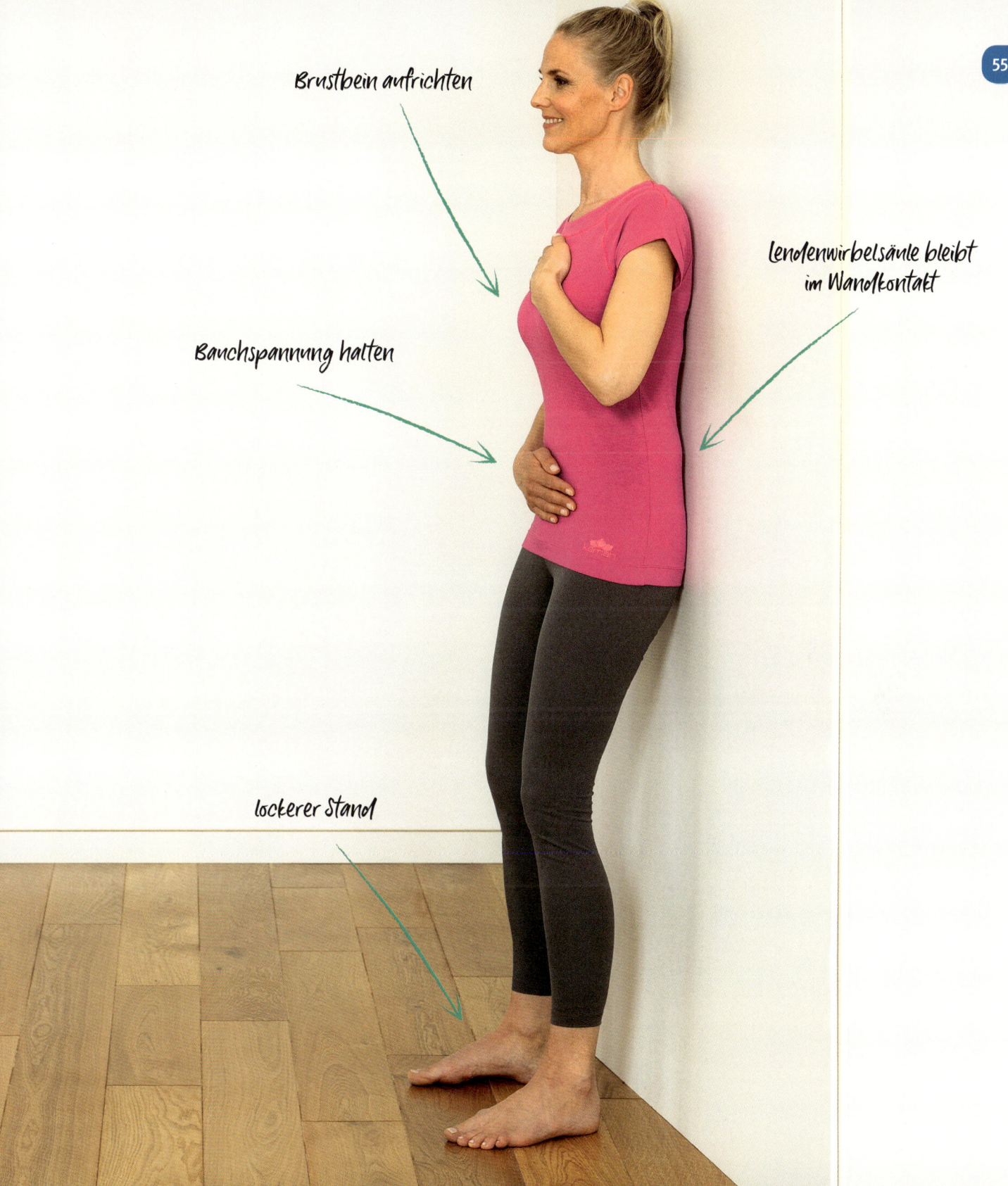

Brustbein aufrichten

Lendenwirbelsäule bleibt im Wandkontakt

Bauchspannung halten

lockerer Stand

Flamingo

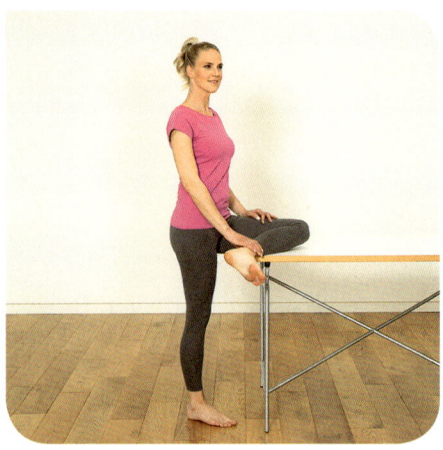

1 Die Höhe des Schreibtisches eignet sich gut, um das Gesäß zu dehnen. Nah an die seitliche Kante stellen. Ein Bein angewinkelt auf die Tischplatte legen. Bei empfindlichen Knöcheln den Fuß seitlich überhängen lassen. Sich auf der Platte abstützen, um die Dehnung gut steuern zu können. Durch ein leicht gebeugtes Knie lässt sich der Dehnungswinkel variieren.

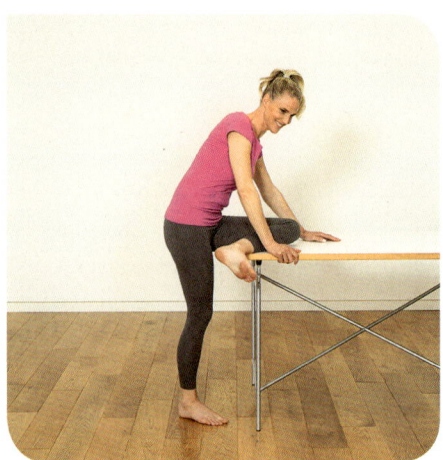

2 Mit der Position des Oberkörpers spielen, bis die Stärke der Dehnung ideal ist. Diese sollte sich schon nach wenigen Atemzügen lösen. Nach 8 bis 10 Atemzügen neue Dehnposition einnehmen. Die Seite wechseln.

Variante: Falls Sie das Bein nicht gut auf den Schreibtisch legen können, lässt sich diese Dehnung auch sitzend ausprobieren. Dafür das angewinkelte Bein mit dem Knöchel auf dem Oberschenkel ablegen und mit der Hand sanft das Knie Richtung Boden drücken.

Tipp Nie in den Schmerz gehen! Falls sich die Dehnung nicht auflösen sollte, sind Sie zu intensiv vorgegangen. Dann das Bewegungsausmaß reduzieren und dem Körper etwas mehr Zeit lassen.

Das bringt's Ein gut gedehntes Gesäß ermöglicht der Hüfte optimale Beweglichkeit und dem N. ischiadicus den nötigen Raum, um schmerzfrei zu bleiben. Die Gesäßfaszie geht in die große Rückenfaszie über und sorgt in einem entspannten Zustand für viel Kraft und Flexibilität. Insbesondere sinnvoll nach langer sitzender Tätigkeit oder langen Autofahrten.

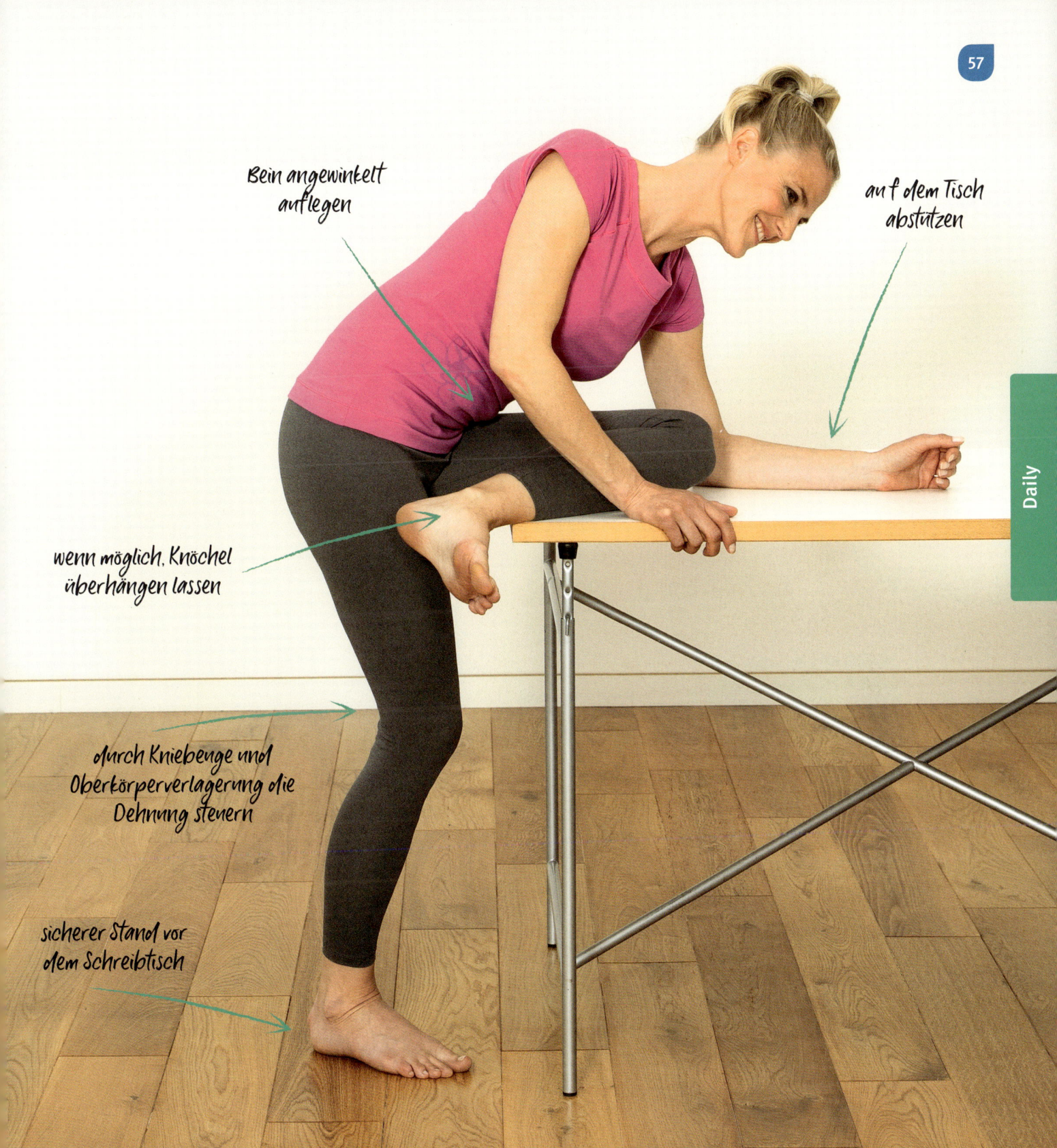

Bein angewinkelt auflegen

auf dem Tisch abstützen

wenn möglich, Knöchel überhängen lassen

durch Kniebeuge und Oberkörperverlagerung die Dehnung steuern

sicherer Stand vor dem Schreibtisch

Daily

Asiatische Hocke

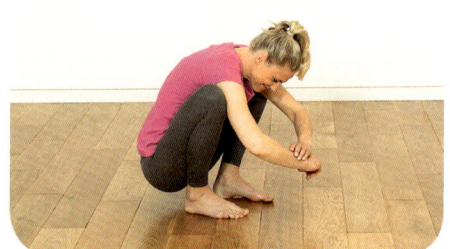

1 Füße locker hüftbreit auseinanderstellen und in die tiefe Hocke gehen. Wichtig: die Fersen nicht vom Boden lösen. Anfangs brauchen Sie sicher etwas Zeit, um sich auszubalancieren. Versuchen Sie, die Arme so nah wie möglich an den Körper zu nehmen. Gelingt es nicht, frei zu sitzen, halten Sie sich z. B. an einem stabilen Tischbein fest. Sie spüren eventuell eine Dehnung im unteren Rücken, zwischen den Schulterblättern oder im Nacken.

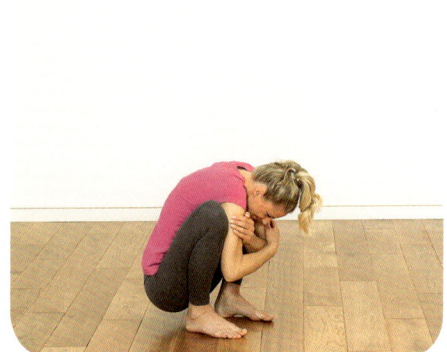

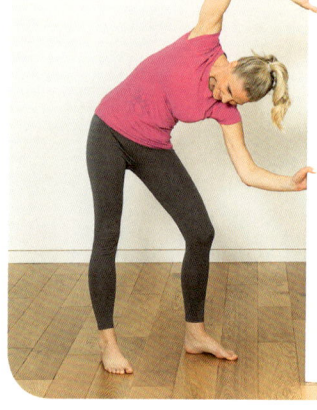

2 Das Kinn Richtung Brust zu ziehen, verstärkt die Dehnung im Nacken. Auch das Auseinanderziehen der Schulterblätter intensiviert die Dehnung. In die Dehnung atmen. Die Position mindestens 1 Minute halten, besser so lange wie möglich. Ruhig und gleichmäßig atmen.

Variante: Falls es Ihnen nicht gelingt, in die tiefe Hocke zu kommen, können Sie sich stehend an etwas festhalten und ausdehnen. Dafür bietet sich eine Türklinke, ein Treppengeländer o. Ä. an. Hängen Sie sich sanft mit gestreckten Armen daran, ziehen Sie die Schulterblätter auseinander und räkeln Sie sich in die Dehnung.

Tipp Die tiefe Hocke sollte nach langen und anstrengenden Arbeitstagen zum täglichen Ritual werden.

Das bringt's Die Übung fordert unser Gleichgewicht sowie die gesamte Koordination und das Zusammenspiel vieler Muskelgruppen heraus. Die großflächige Dehnung entspannt den gesamten Rücken und Nacken.

Schulterblätter sanft
auseinanderziehen

tiefe Hocke

Füsse etwa hüftbreit

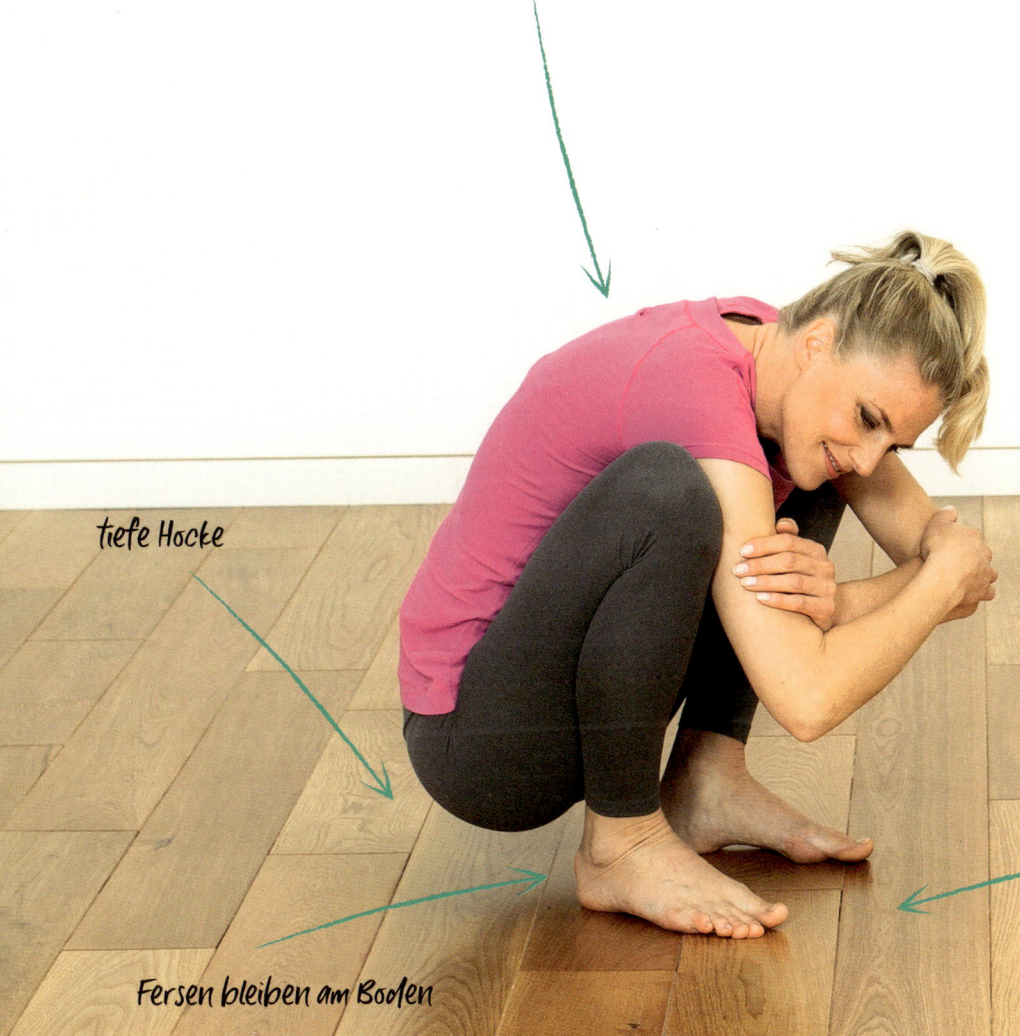

Fersen bleiben am Boden

Hüfte frei, Rücken dreht dabei

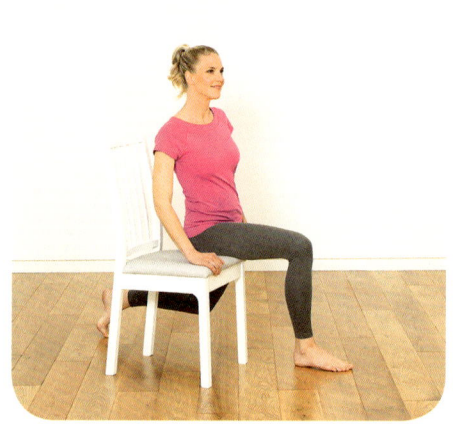

1 Auf einen Stuhl mit stabiler Rückenlehne setzen. Rechte Gesäßhälfte und hinterer rechter Oberschenkel liegen auf. Linke Beckenhälfte und linker Oberschenkel sind frei. Das linke Bein so weit nach hinten führen, bis die linke Leiste und der vordere Schenkel leicht gedehnt werden. Den Bauch deutlich einziehen. Das Schambein Richtung Nase kippen, um in der Lendenwirbelsäule ein Hohlkreuz zu vermeiden!

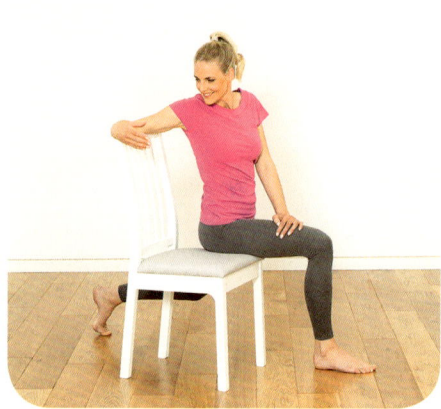

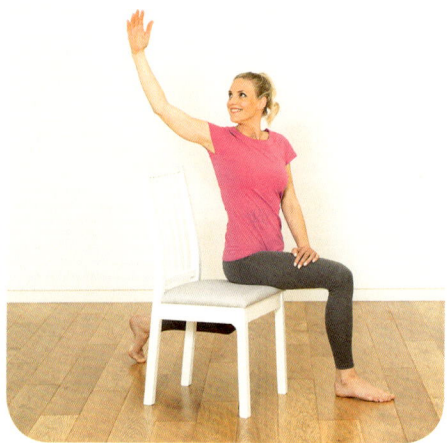

2 Den Oberkörper nach rechts drehen, bis der rechte Arm an der Rückenlehne liegt. Die Bauchdecke noch einmal intensiv anspannen und tief und gleichmäßig atmen. Für 8 bis 12 Atemzügen in der Dehnung bleiben. Die Seite wechseln.

Variante: Griff nach den Sternen: Führen Sie den rechten Arm zusätzlich über den Kopf.

Tipp Dehnungen langsam und vorsichtig auflösen. Nicht gleich aufspringen. Lieber noch etwas nachspüren und feine, entspannende Bewegungen machen.

Das bringt's Der Rücken wird beweglicher. Die Hüfte darf sich von zu vielem Sitzen erholen. Der Hüftbeuger wird gedehnt. Das entlastet ganz hervorragend die untere Wirbelsäule (Lendenwirbelsäule).

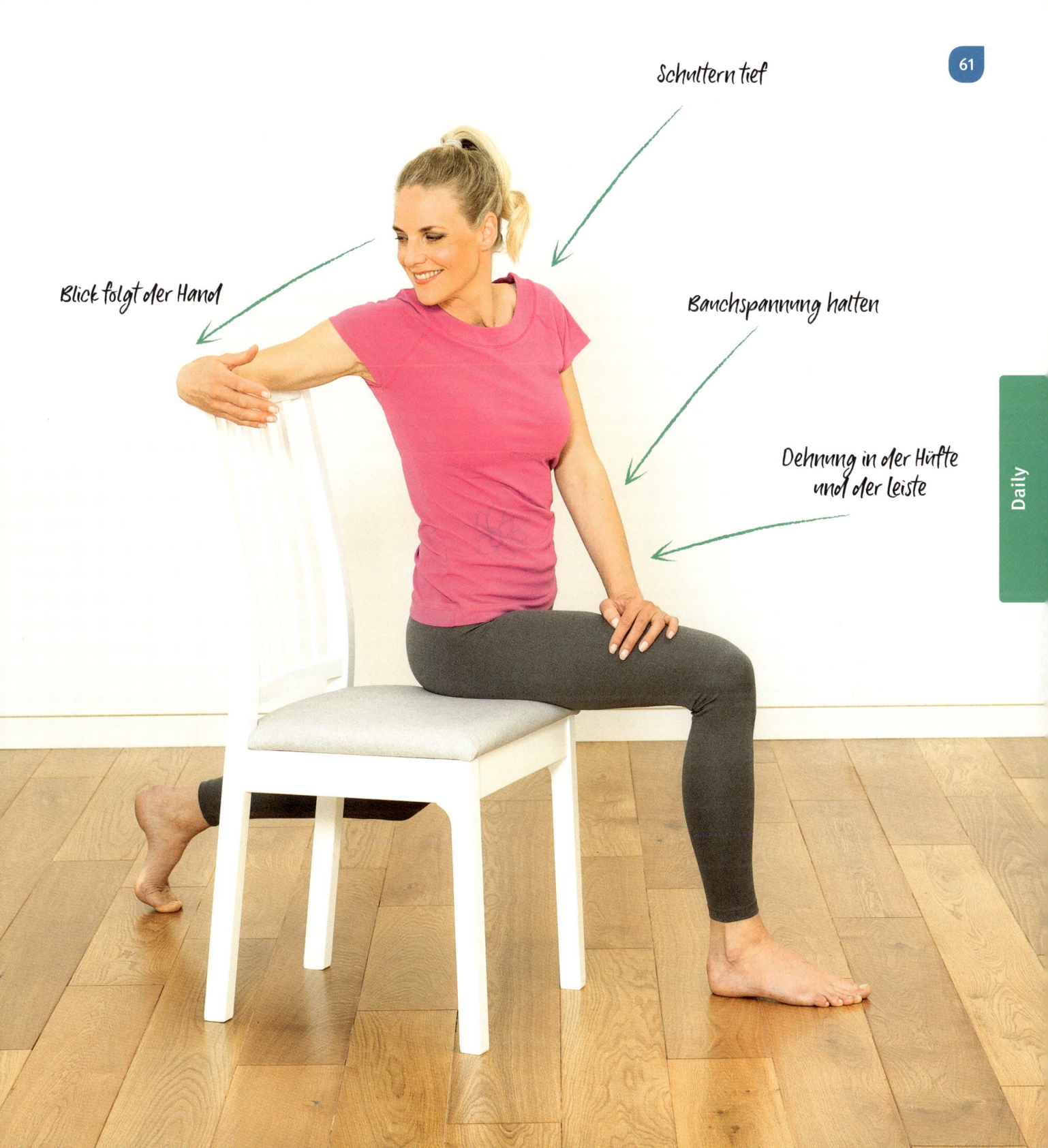

Schultern tief

Blick folgt der Hand

Bauchspannung halten

Dehnung in der Hüfte und der Leiste

Daily

Kurz und klein

1 Auf die Kante eines Stuhls oder Hockers setzen. Den Oberkörper aufrichten. Die Schultern sinken lassen und die Ellenbogen um 90° anwinkeln.

2 Mit geradem Rücken nach vorne neigen. Eine leichte Bauchspannung aufbauen und tief und gleichmäßig atmen.

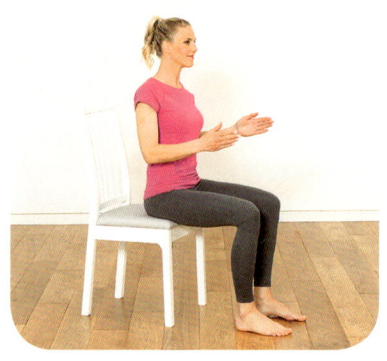

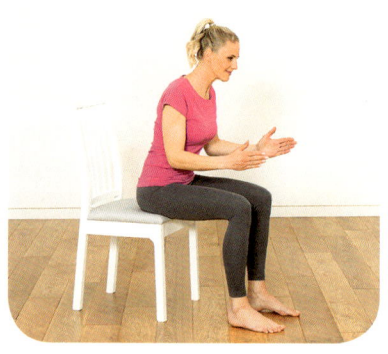

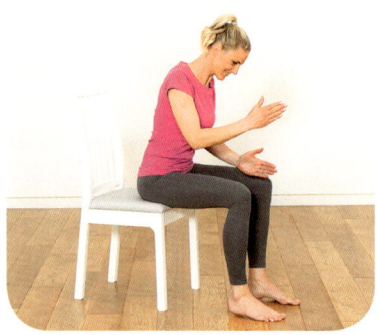

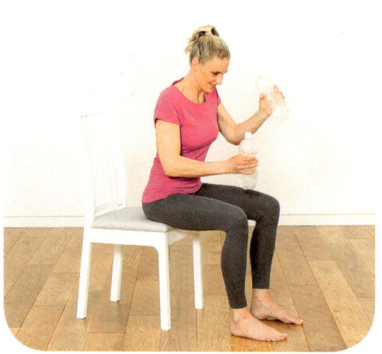

3 Der Kopf befindet sich in Verlängerung der Wirbelsäule. Mit den Händen kleine »Hackbewegungen« ausführen. Den Oberkörper dabei schön stabil halten. 20 Sekunden lang hacken. Danach erfolgt eine Pause von 10 Sekunden. 8 bis 12 Mal wiederholen.

Variante: Wasserhacker: Nehmen Sie zwei Wasserflaschen als Extragewicht zu Hilfe. Mit zunehmender Füllung steigern Sie den Schwierigkeitsgrad. Die besonders Kräftigen können auch Sand in die Flaschen füllen.

Tipp Achten Sie auf die Körperspannung. Nur die Arme sollen sich bewegen. Die Schultern schön tief halten. Das erzeugt Extra-Stabilität.

Das bringt's Straffe Arme sind ein hübscher Nebeneffekt. Der Hauptgewinn ist ein starker Rücken, der auch überraschenden Bewegungen standhalten kann.

langer Nacken

Schultern tief

mit geradem Rücken
vorneigen

kleine >>Hackbewegungen<<
mit den Händen

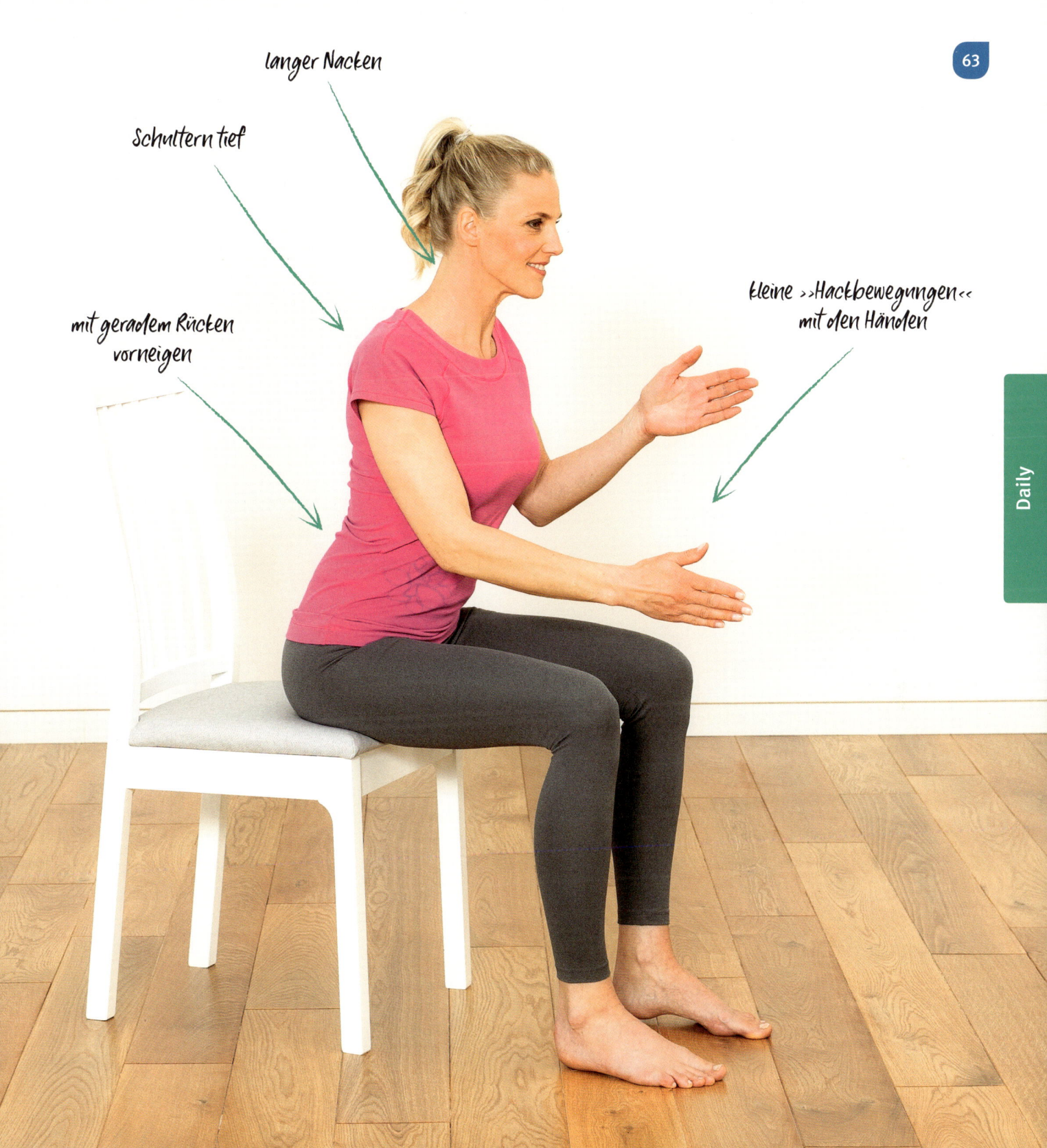

Ischios dehnen

1 Auf einen Stuhl setzen. Ein Bein ist angewinkelt abgestellt, das andere bleibt während der gesamten Übung ausgestreckt. Fußspitze anziehen.

2 Mit den Händen am ausgestreckten Bein entlangstreichen und sich nach vorne beugen, bis die Dehnung der Beinrückseite eintritt.

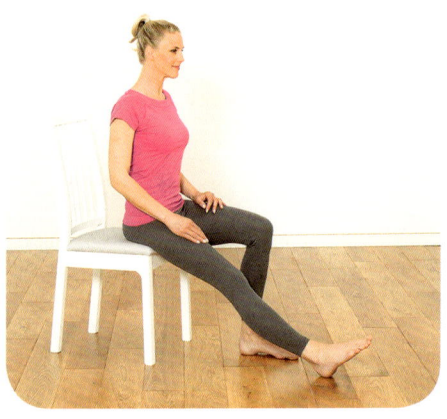

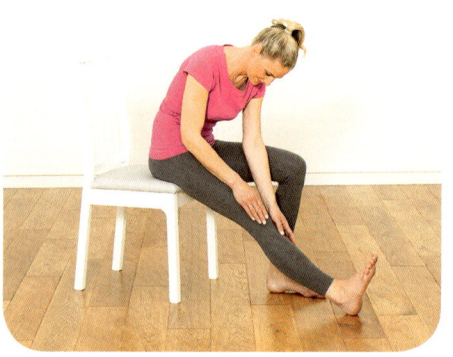

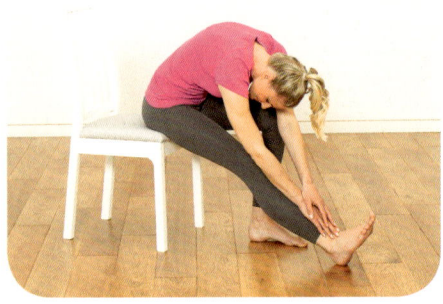

3 Aus dieser Position mit der Ausatmung weiter nach vorne Richtung Fuß gleiten, mit der Einatmung wieder ein Stück zurück nach oben. Dabei in einem angenehmen Dehnungsbereich bleiben. Wenn das Bein geschmeidiger wird und die Spannung nachlässt, vorne bleiben und sanft den Fuß nach innen und außen drehen. Anschließend die Seite wechseln. Alternativ können Sie die Übung auch im Stand ausführen.

Tipp Diese Übung wird besonders als kurze Pause während einer langen sitzenden Tätigkeit oder Autofahrt empfohlen.

Das bringt's Sie mobilisieren die rückwärtigen Strukturen, die bei Bewegungsmangel dauerhaft verkürzen. Insbesondere Waden- und hintere Beinmuskulatur, sowie Becken und große Rückenfaszie werden gedehnt und entspannt. Auch Rücken- oder Ischiasschmerzen können durchaus gelindert werden.

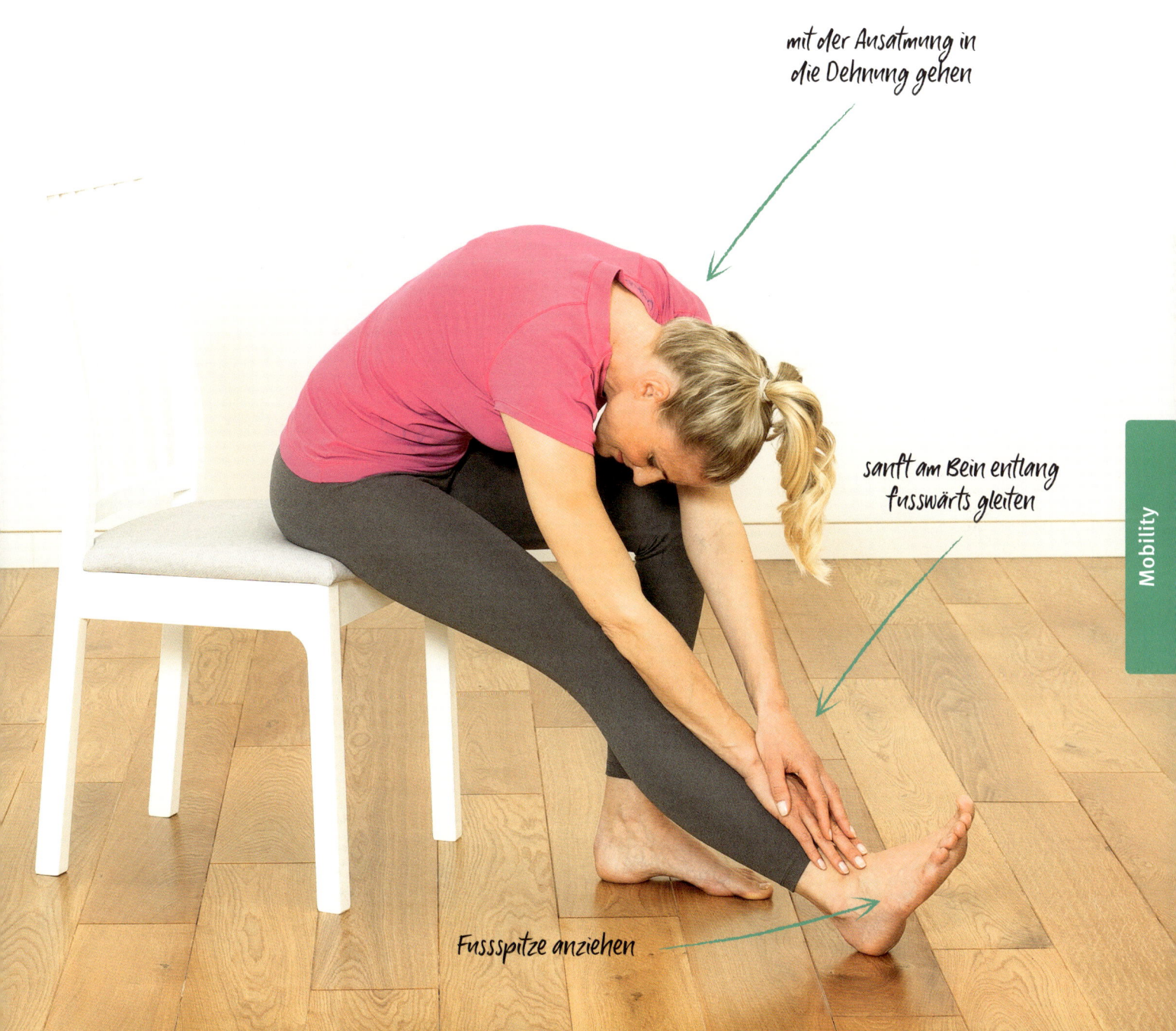

mit der Ausatmung in
die Dehnung gehen

sanft am Bein entlang
fusswärts gleiten

Fussspitze anziehen

Vorne kurz, hinten lang: Vokuhila

1 Ausgestreckt auf dem Rücken liegen, Kopf entspannt ablegen. Vielleicht ist es angenehmer, erst einmal die Beine anzustellen, um den Rücken zu entlasten.

2 Ein Bein mit den Armen Richtung Nase ziehen, das andere lang ausstrecken. Das Bein so weit heranziehen, bis die Gesäßmuskulatur gedehnt wird.

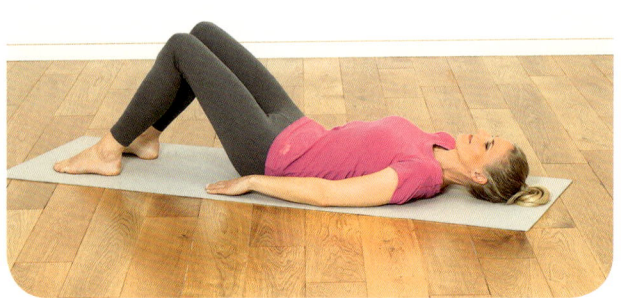

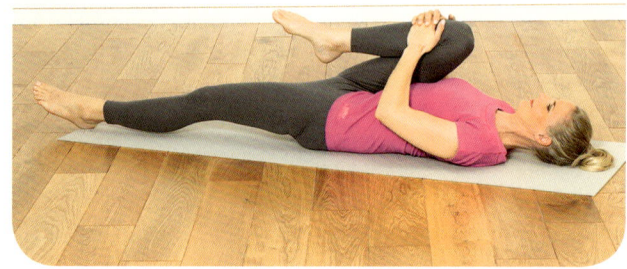

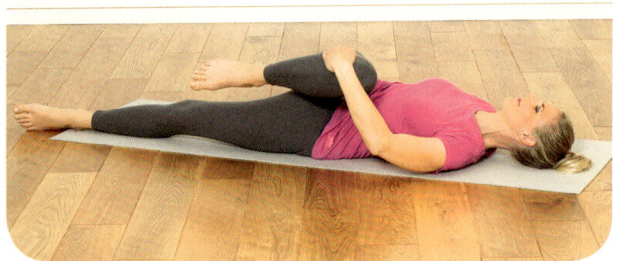

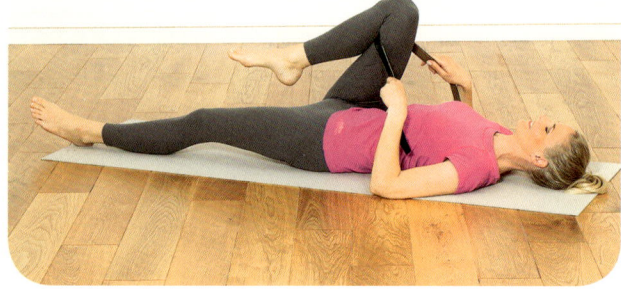

3 Die Dehnung der seitlichen Muskeln und Faszien kann durch einen diagonalen Zug erreicht werden. Häufig ist der Dehnungsreiz seitlich am Becken und Gesäß wahrzunehmen. Beide Seiten dehnen.

Variante: Falls es Ihnen nicht möglich ist, Ihr Knie entspannt zu umfassen, können Sie sich mit einem Gürtel behelfen. In die Kniekehle legen und an beiden Seiten umgreifen. So bleiben Sie während der Übung entspannt liegen.

Tipp Falls es in der Leiste drücken oder schmerzen sollte, gehen Sie zurück in den schmerzfreien Bereich. Durch leichtes Vor-und-zurück-Bewegen oder leichtes Kreisen entspannen Sie die Hüftgelenke.

Das bringt's Durch langes Sitzen sind die Hüftgelenke und Gesäßmuskeln steif und eingeschränkt. Gönnen Sie sich eine Entlastung der großen Rücken- und Gesäßfaszie und mehr Mobilität in den Hüften.

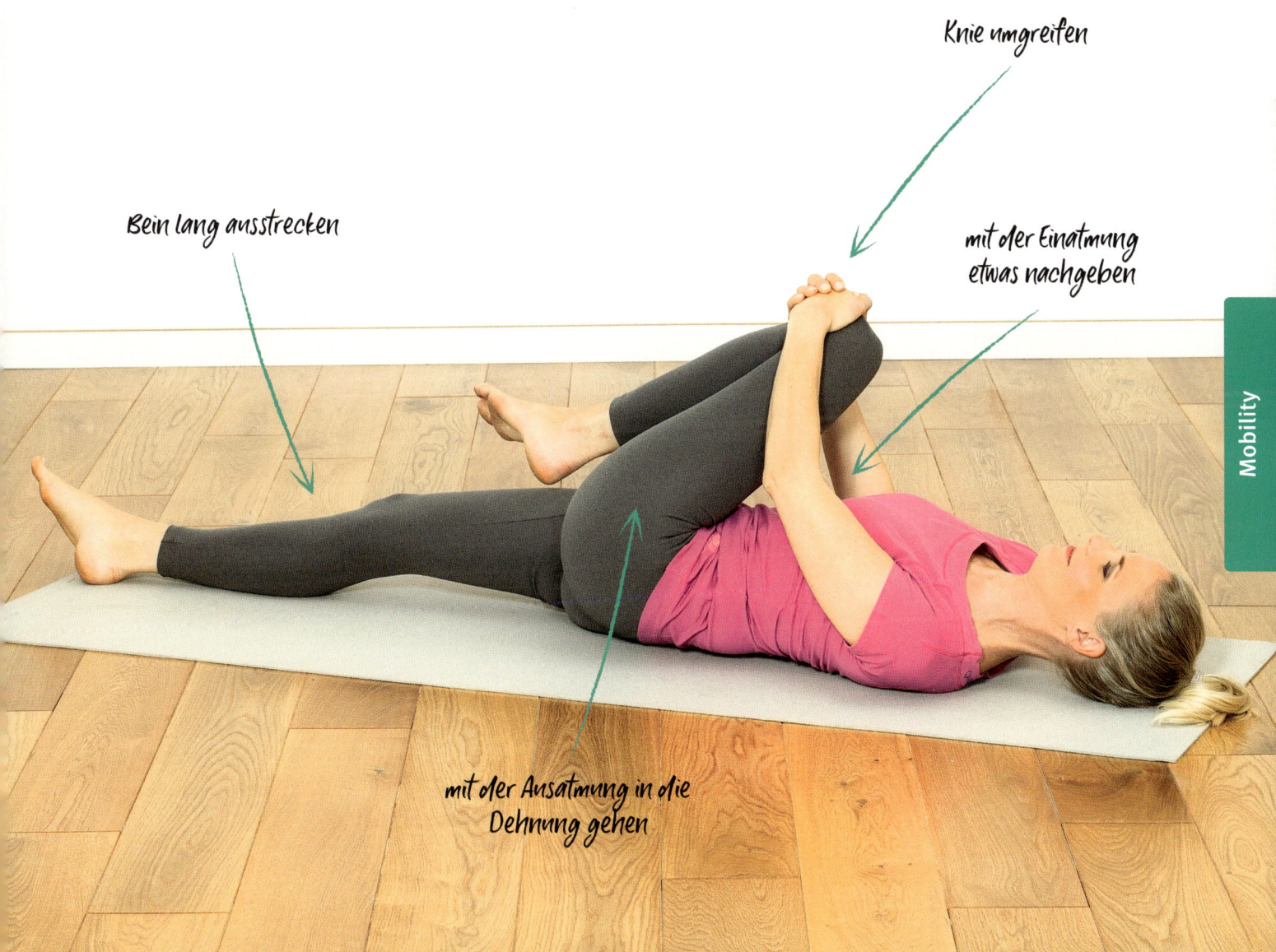

Knie umgreifen

Bein lang ausstrecken

mit der Einatmung
etwas nachgeben

mit der Ausatmung in die
Dehnung gehen

Bauchmuskeln dehnen

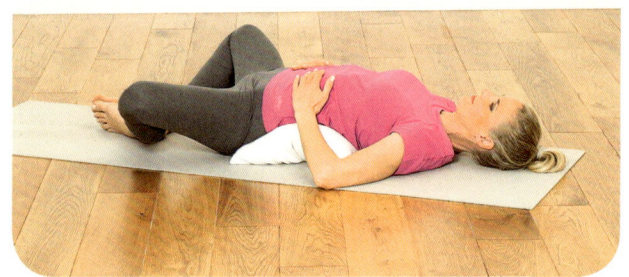

1 Mit angestellten Beinen auf den Rücken legen. Unter der Lendenwirbelsäule liegt ein großes, festes Kissen. Nachspüren, ob es angenehm liegt. Dann die angewinkelten Beine entspannt zu den Seiten fallen lassen, die Fußsohlen bleiben zusammen. Eine Dehnung im Bauch- oder Leistenbereich oder an der Beininnenseite ist normal. Atmen Sie tief in die Dehnung ein und versuchen Sie, mit jeder Ausatmung die Dehnung etwas zu verstärken. Sie können die Knie sanft bodenwärts drücken.

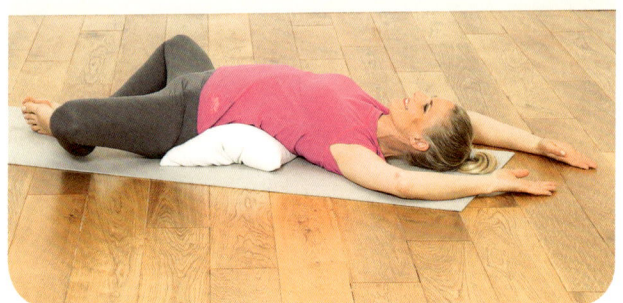

2 Wenn die Arme oberhalb des Kopfes abgelegt werden, können Sie die Dehnung des Bauches noch verstärken. Lassen Sie sich ausreichend Zeit in der Ausführung.

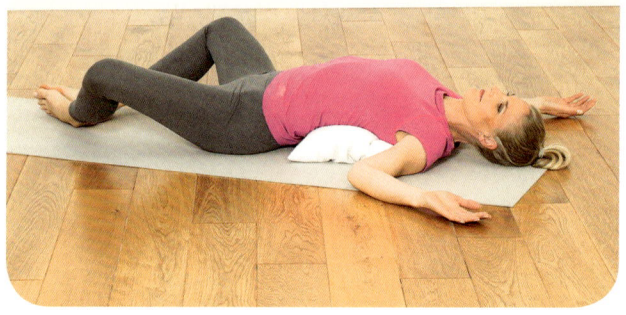

Variante: Wenn Sie das Kissen unter die Brust- und Lendenwirbelsäule legen, können Sie den Brustkorb noch weiter öffnen. Das seitliche Ablegen der Arme dehnt zusätzlich die Brustmuskulatur.

Tipp Falls das seitliche Ablegen der Beine unangenehm ist, kann ein Kissen rechts und links unter den Knien entlastend wirken.

Das bringt's Sie dehnen den gesamten vorderen Körper auf und entspannen Ihre Bauch- und Hüftbeugemuskulatur. Das ermöglicht dem Brustkorb und dem Zwerchfell, seine volle Beweglichkeit zu entfalten und tief ein- und auszuatmen.

Beine seitlich ablegen

tief einatmen

gestreckte Arme verstärken
die Dehnung

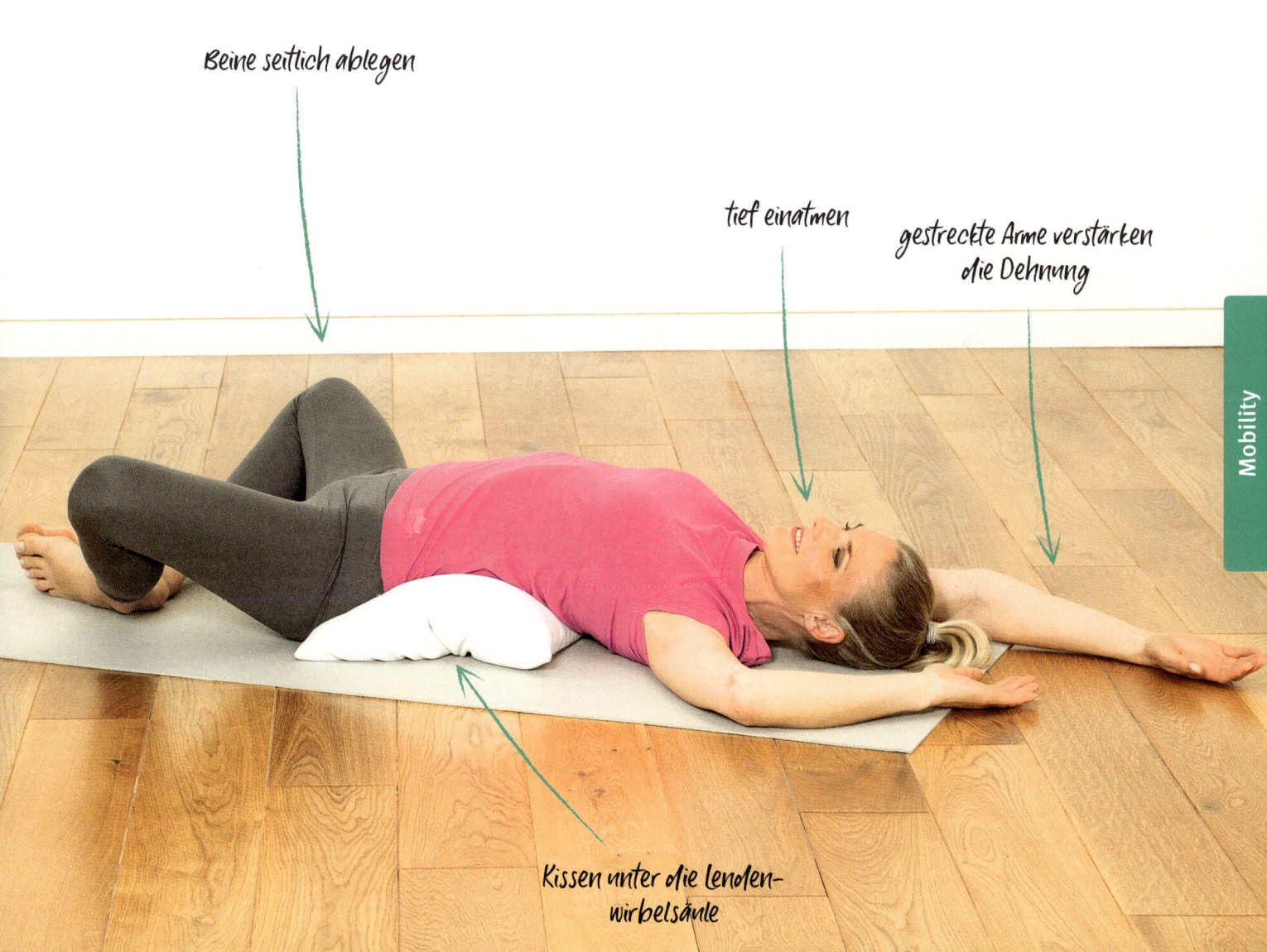

Kissen unter die Lenden-
wirbelsäule

Korkenzieher

1 Aufrecht auf einem Stuhl sitzen. Die Füße hüftbreit auseinanderstellen und den Brustkorb aufrichten. Dann das rechte über das linke Bein schlagen.

2 Mit der linken Hand das rechte Knie greifen und den Oberkörper nach rechts drehen. Der Kopf schaut, so weit wie möglich, über die rechte Schulter.

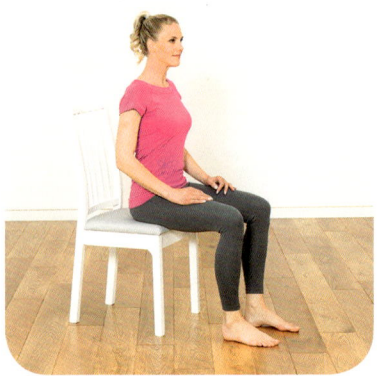

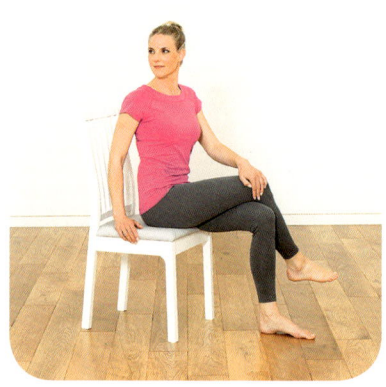

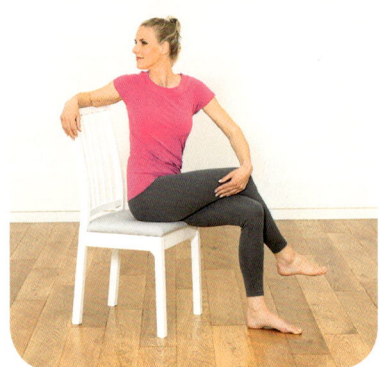

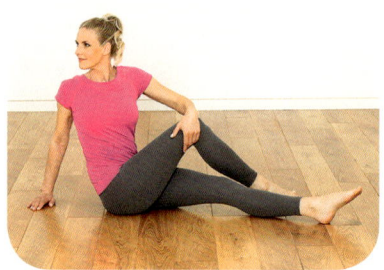

3 Mit der rechten Hand den Oberkörper weiter in die Drehung ziehen. Am besten gelingt dies, wenn Sie mit der Einatmung in die Dehnung gehen und mit der Ausatmung wieder ein klein wenig nachgeben. Nach einigen Atemzügen die Seite wechseln.

Variante: Den Korkenzieher können Sie auch sitzend auf dem Boden machen. Dafür strecken Sie das linke Bein und stellen das rechte angewinkelt darüber. Der Übungsablauf ist derselbe wie beschrieben.

Tipp Eine hervorragende Schreibtischpause! Danach fühlt sich der Schulter-Nacken-Bereich viel entspannter an und auch Spannungskopfschmerzen sollten vorbei sein.

Das bringt's Eine Übung – viele Effekte! Durch die Verschraubung des Oberkörpers dehnen Sie viele Muskeln und Faszien rund um den Oberkörper und das Becken. Sicher werden Sie die Strukturen zwischen Schulterblatt und Wirbelsäule spüren, die sonst nur schwer mit einer Dehnung erreichbar und zu aktivieren sind.

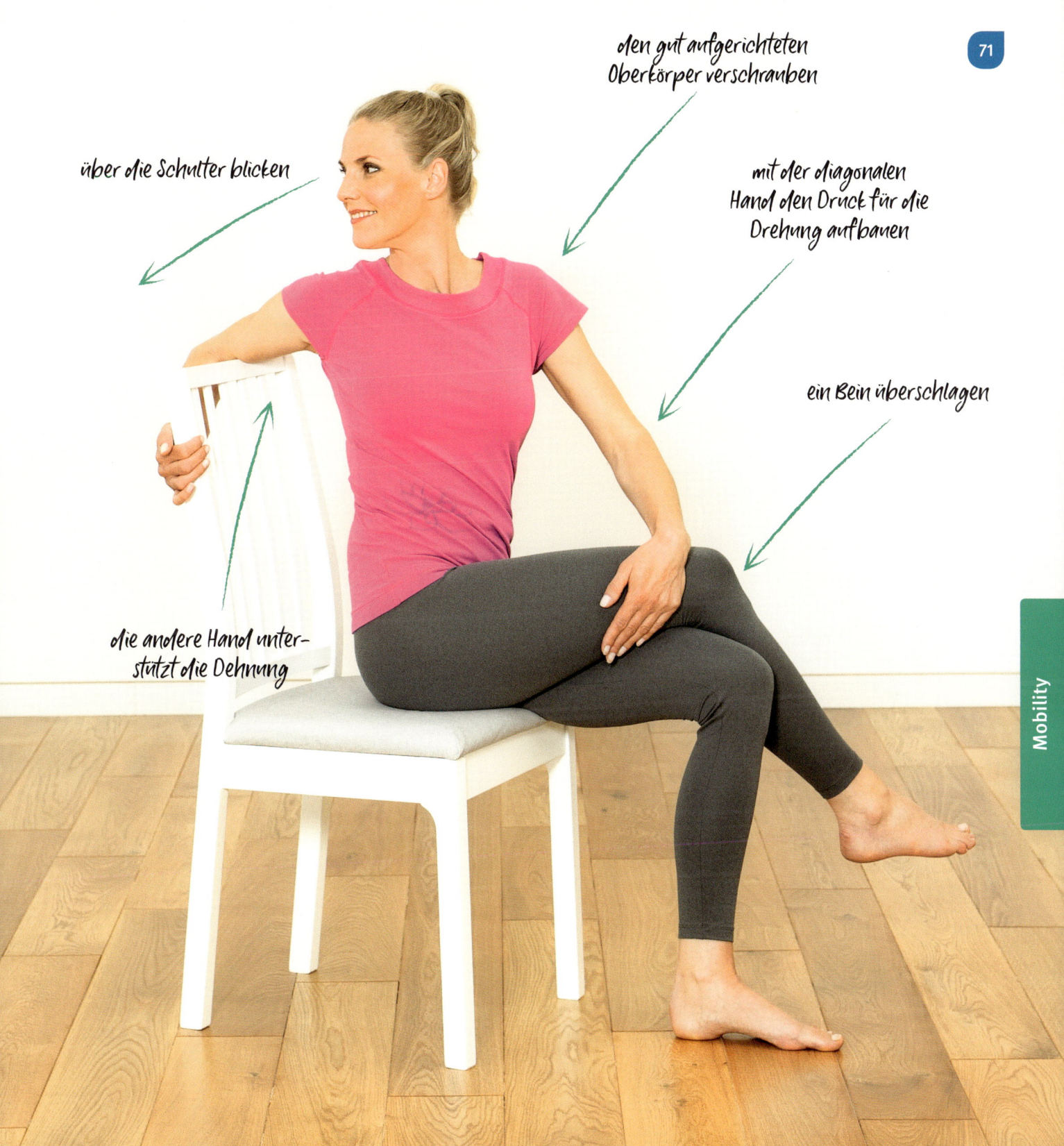

den gut aufgerichteten Oberkörper verschrauben

über die Schulter blicken

mit der diagonalen Hand den Druck für die Drehung aufbauen

ein Bein überschlagen

die andere Hand unterstützt die Dehnung

streck dich

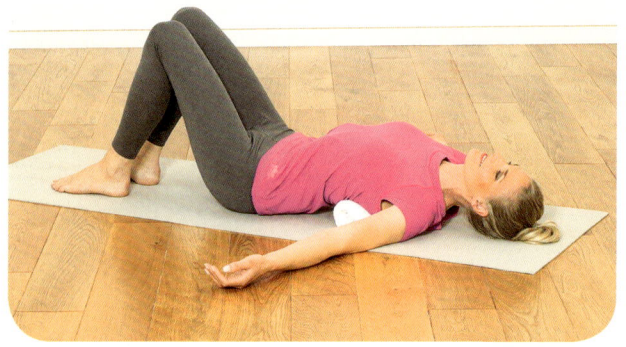

1 Ein Handtuch (ca. 50 × 100 cm) längs doppelt falten und aufrollen. Je strammer und dicker die Rolle, desto stärker die Übungsintensität. Rückenlage, angestellte Beine. Mit der Brustwirbelsäule auf die Handtuchrolle liegen. An dieser Stelle finden nun eine Dehnung und Streckung der Brustwirbelsäule statt. Auf eine angenehme Intensität der Dehnung achten. Die Arme neben dem Körper entlasten. Liegen die Arme über dem Kopf oder gekreuzt auf der Brust, verstärkt das die Übung.

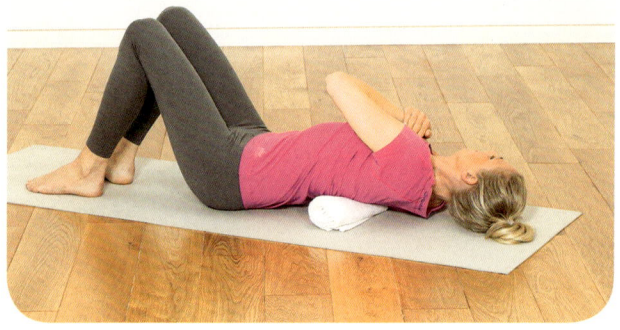

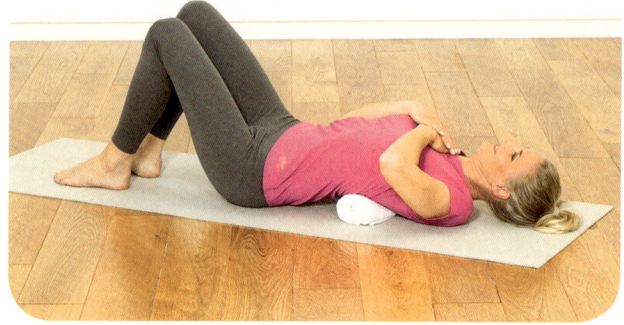

2 Ein leichtes Drehen des Oberkörpers zur Seite dehnt die Rückenmuskeln und -faszien. Nur so weit in die Dehnung gehen, dass es angenehm erscheint und sich der Dehnungsschmerz entspannen kann. Danach wird der nächste Dehnungsabschnitt gewählt.

Variante: Die einzelnen Übungsstufen können Sie auch mit kleinen, langsamen Räkelbewegungen verbinden. Diese lösen Verklebungen zwischen Muskeln und Faszien.

Tipp Falls Sie unter unspezifischen Rückenschmerzen leiden, sprechen Sie vorab mit einem Arzt oder Therapeuten. Diese Übung nicht bei Osteoporose oder Wirbelsäulenerkrankungen ausführen!

Das bringt's Oft ist die Brustwirbelsäule durch falsche oder einseitige Körperhaltung in der Beugung fixiert und lässt sich nicht gut aufrichten. Diese Übung mobilisiert und entspannt den Rückenstrecker.

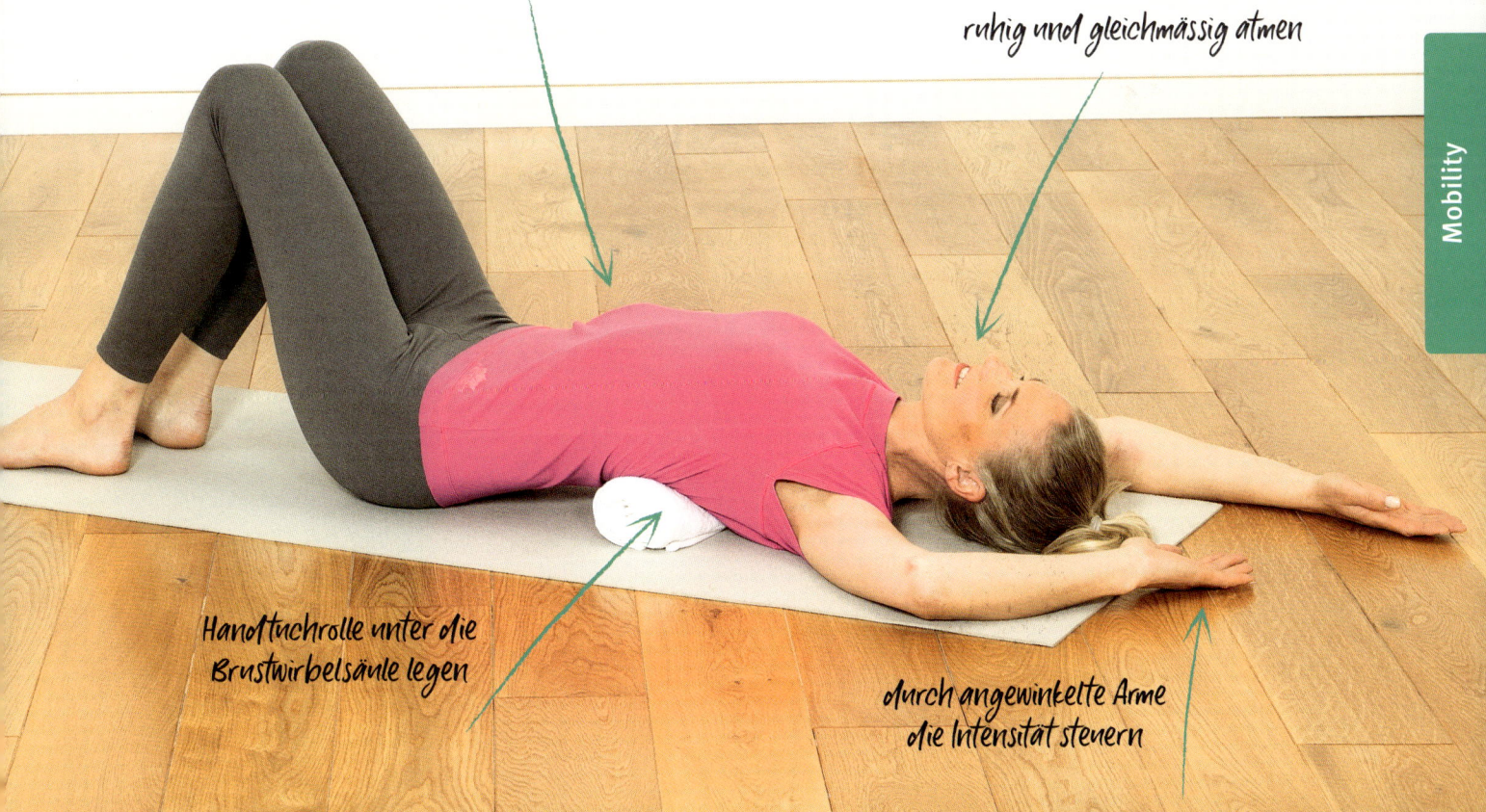

Lässt der Dehnungsschmerz
nicht nach, ist die Rolle
zu dick gewickelt!

ruhig und gleichmässig atmen

Handtuchrolle unter die
Brustwirbelsäule legen

durch angewinkelte Arme
die Intensität steuern

Mobility

Frontkick

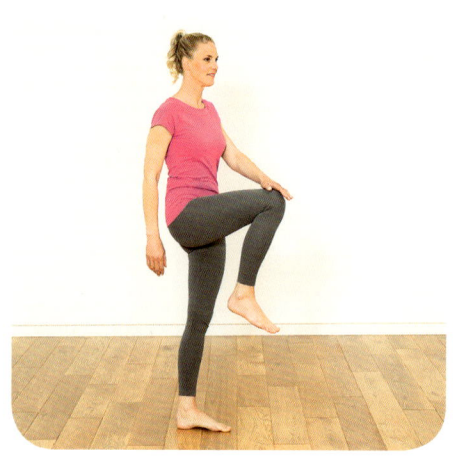

I Aufrecht stehen und auf eine gut angespannte Bauchmuskulatur zur Stabilisierung des Rumpfes achten. Nun das rechte und linke Knie abwechselnd bis auf Bauchnabelhöhe anheben und es diagonal mit den Händen berühren. Nach und nach lösen sich alle Strukturen und werden geschmeidig.

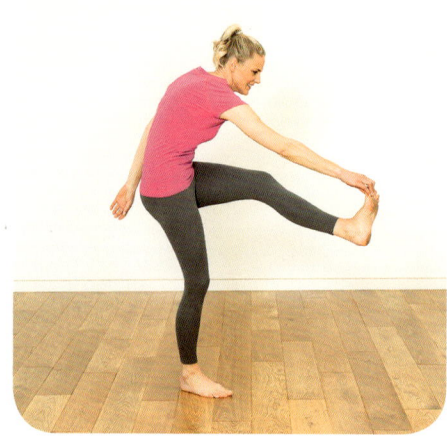

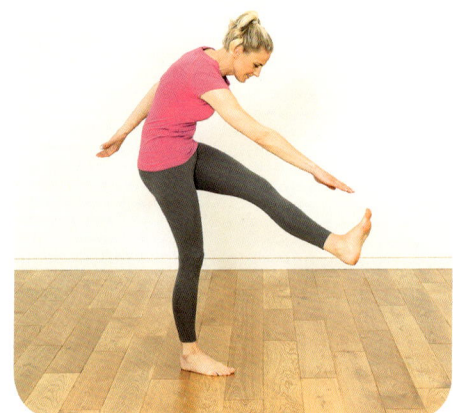

2 Als Steigerung die Ellenbogen zum Knie bringen. Führen Sie die Übung nicht zu schnell und mit Schwung aus, sondern sauber und gleichmäßig. Als weitere Steigerung können Sie versuchen, mit den Fingerspitzen die Zehen zu erreichen. Die Knie dürfen Sie leicht beugen. Etwa 5 bis 10 Mal je Seite.

Variante: Sind Sie sehr beweglich, können Sie versuchen, das Knie beim Anheben lang gestreckt zu lassen. Die Richtung Nase gezogenen Zehenspitzen verstärken die rückwärtige Dehnung noch zusätzlich.

Tipp Atmen Sie beim Anheben der Beine aus, so halten Sie einen gleichmäßigen Rhythmus und werden nicht schneller.

Das bringt's Sorgt für eine vielseitige Mobilisation, z. B. der Schultergelenke, für die Rotation der Wirbelsäule und die Beugung der Hüftgelenke. Ein optimales Ganzkörpertraining für Muskeln und Faszien, das die Koordination schult und das Gleichgewicht trainiert.

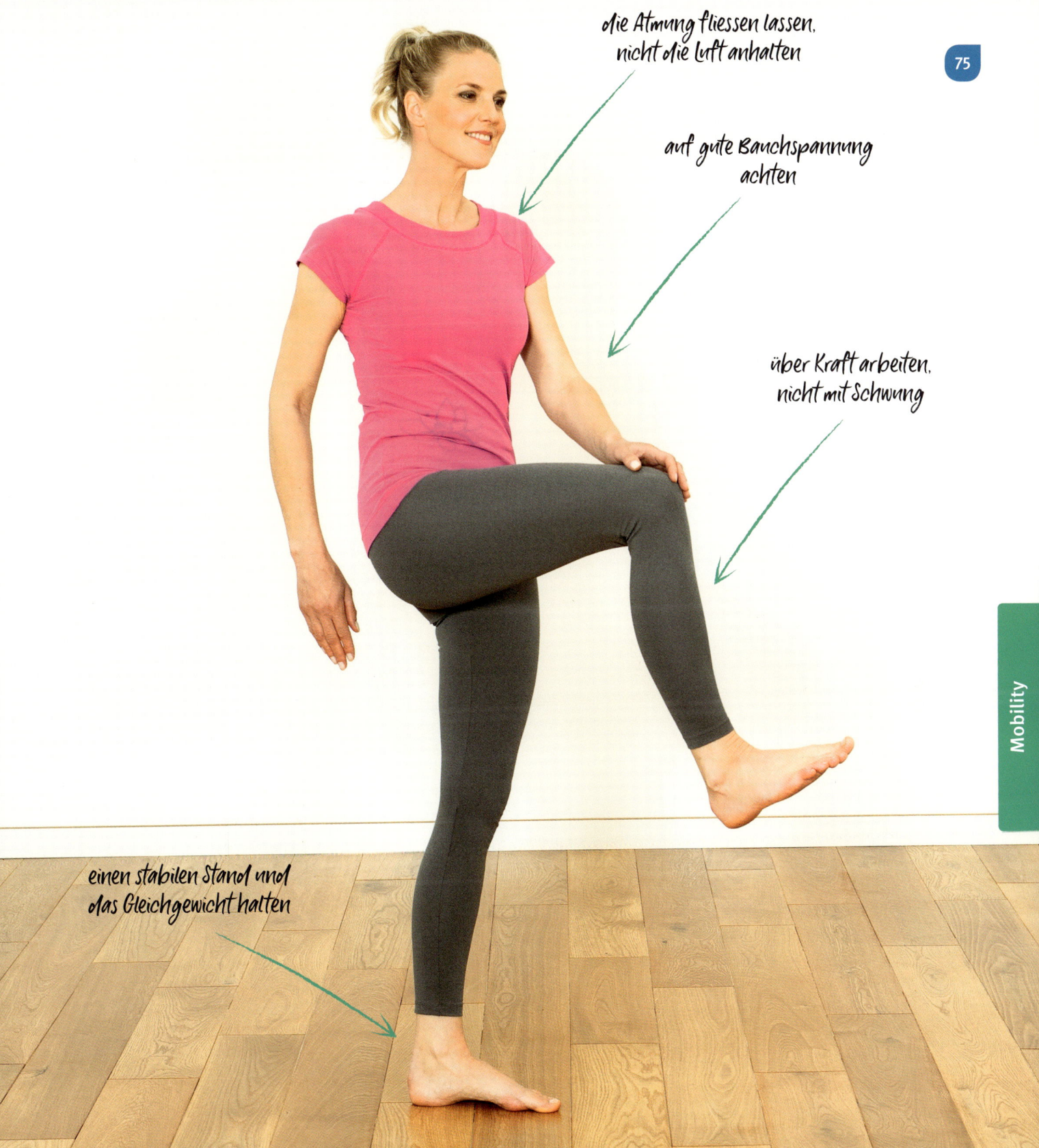

die Atmung fliessen lassen, nicht die Luft anhalten

auf gute Bauchspannung achten

über Kraft arbeiten, nicht mit Schwung

einen stabilen Stand und das Gleichgewicht halten

Mobility

Rutsche

1 Vierfüßlerstand. Minibeuge in den Ellenbogen. Die Beine strecken, bis eine leichte Dehnung spürbar wird. Die Knie bleiben leicht gebeugt.

2 Die Brustwirbelsäule etwas bodenwärts sinken lassen und das Gesäß zur Decke strecken. Gleichmäßig atmen, in der Ausatmung die Dehnung verstärken.

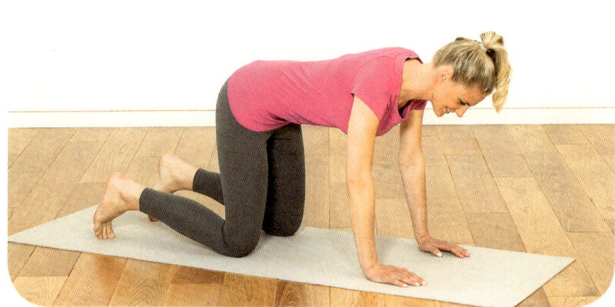

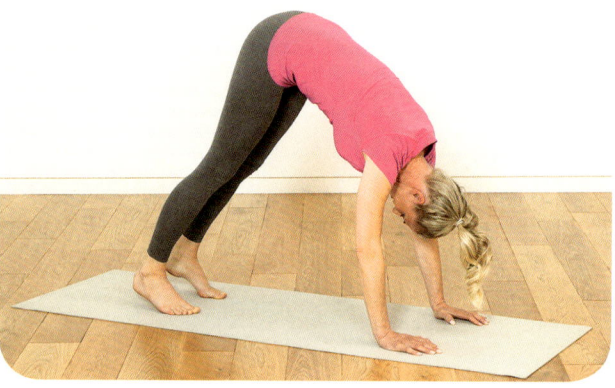

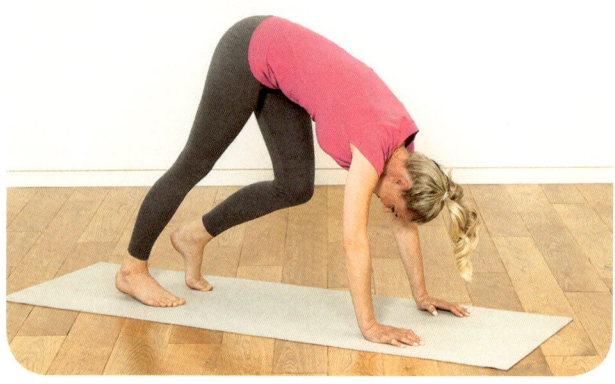

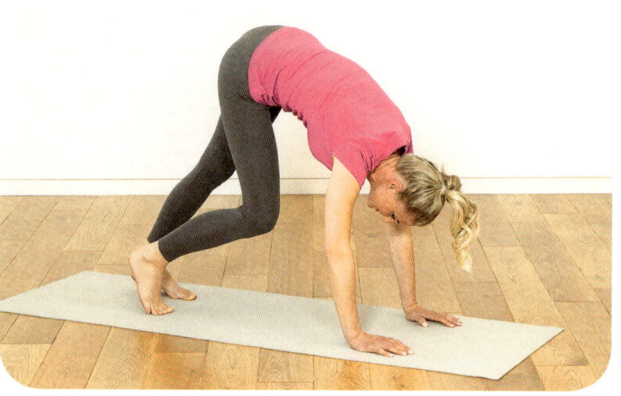

3 Nun abwechselnd die Beine beugen und strecken. Durch dieses sanfte Vor- und Zurückbewegen des Körperschwerpunktes löst sich die Gewebespannung allmählich auf. 2 bis 3 Minuten.

Variante: Sie können die Übung verstärken, indem Sie in der gehaltenen Dehnungsposition das rechte und linke Bein abwechselnd durchstrecken.

Tipp Wenn Sie sich nicht mit den Händen auf den Boden trauen oder die Spannung reduzieren wollen, stützen Sie die Hände z. B. auf einem kleinen Hocker ab.

Das bringt's Besonders die rückwärtige Bein-, Gesäß- und Rückenfaszie wird mobilisiert und gedehnt. Aber auch die Brustwirbelsäule und die Schulter-Nacken-Muskulatur profitieren von der Streckung.

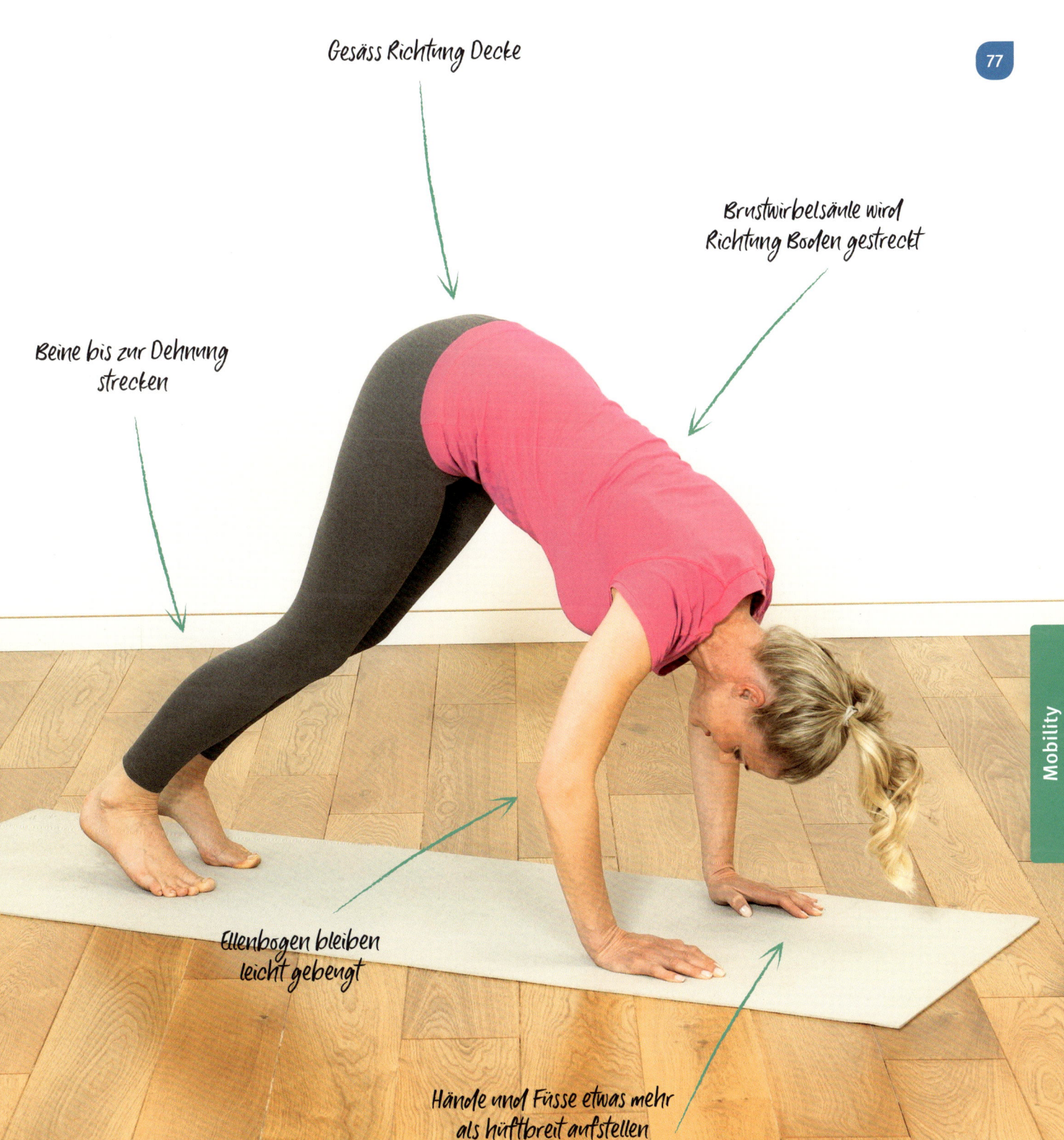

Gesäss Richtung Decke

Brustwirbelsäule wird Richtung Boden gestreckt

Beine bis zur Dehnung strecken

Ellenbogen bleiben leicht gebeugt

Hände und Füsse etwas mehr als hüftbreit aufstellen

Rückenbalance

1 Seitlich zu einem Türrahmen stellen, Füße hüftbreit, der rechte Arm hängt locker. Die linke Hand berührt auf Schulterhöhe den Rahmen.

2 Das rechte Bein hinter das linke stellen. Mit der rechten Hand über den Kopf den Türrahmen fassen. Mit beiden Füßen sicheren Bodenkontakt aufnehmen.

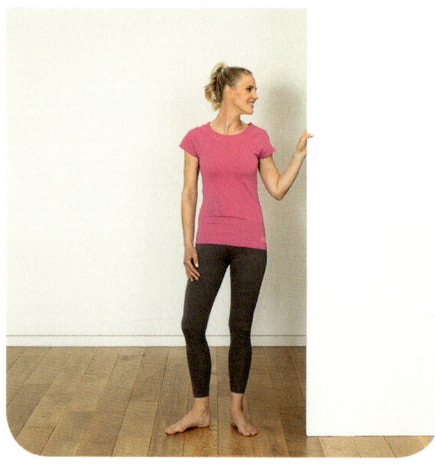

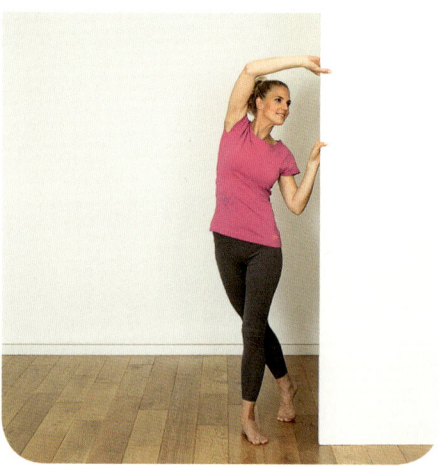

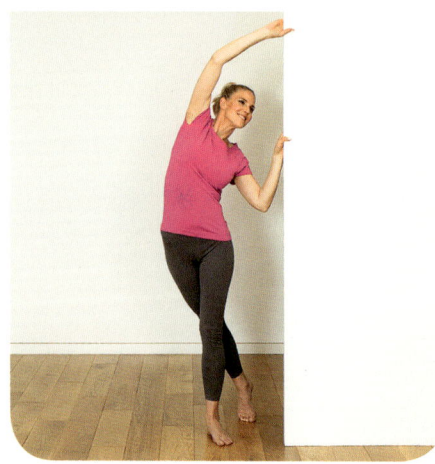

3 Die rechte Hand wandert am Türrahmen nach oben. Das Becken dreht sich auf und schiebt sich seitlich zum Türrahmen, bis in der rechten Seite ein angenehmes Dehnungsgefühl entsteht. Räkeln Sie sich mit ganz feinen Bewegungen in der Endposition, bis Sie die Haltung finden, in der Sie ein besonders wohliges Dehnungsgefühl empfinden. Atmen Sie 8 bis 12 Mal tief in die gedehnte Flanke. Die Seite wechseln.

Tipp Nehmen Sie sich Zeit, in die Dehnung zu kommen. Finden Sie heraus, ob eine Seite angespannter ist als die andere. Vielleicht wird Ihnen bewusst, dass eine bestimmte Alltags- oder Arbeitshaltung dafür verantwortlich ist. Dann ist es an der Zeit, diese Gewohnheit zu ändern.

Das bringt's Sie entspannen die seitlichen Rumpfmuskeln und -faszien. Ihre Atmung vertieft sich. Sie befreien Ihre seitliche Schenkelfaszie.

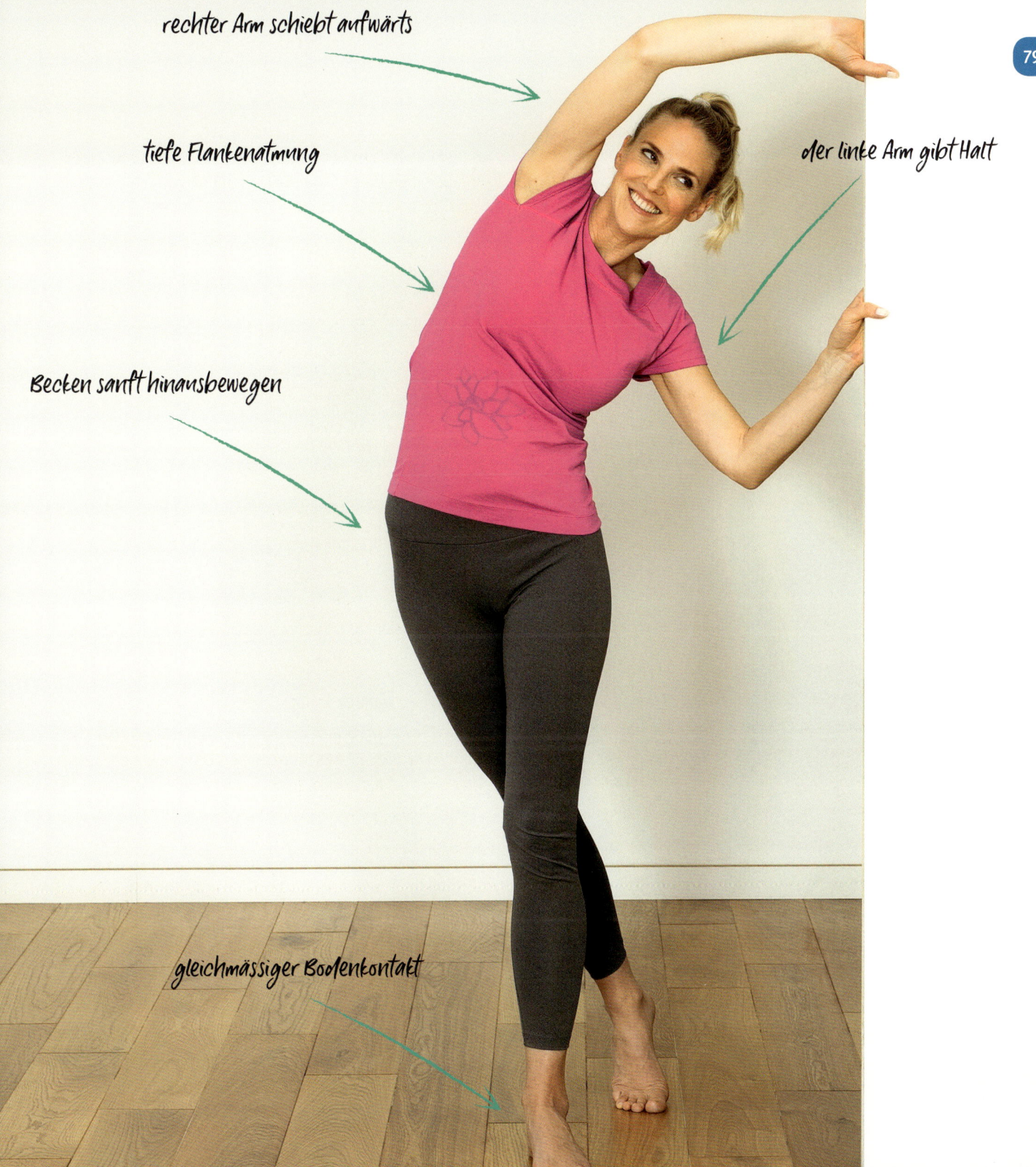

rechter Arm schiebt aufwärts

tiefe Flankenatmung

der linke Arm gibt Halt

Becken sanft hinausbewegen

gleichmässiger Bodenkontakt

Erdachse

1 Im hüftbreiten Stand starten. Bewusst mit den Füßen Kontakt zum Boden aufnehmen. Ruhig und gleichmäßig atmen.

2 Die gestreckten Arme hochheben in Verlängerung des Körpers. Sanfte Grundspannung im querverlaufenden Bauchmuskel (M. transversus abdominis).

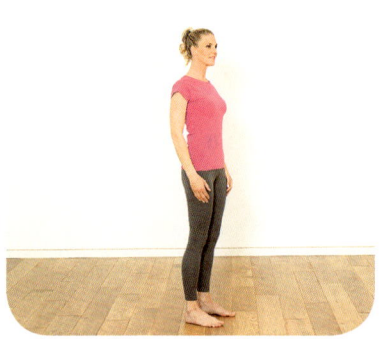

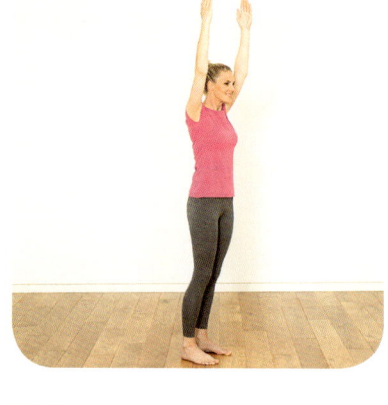

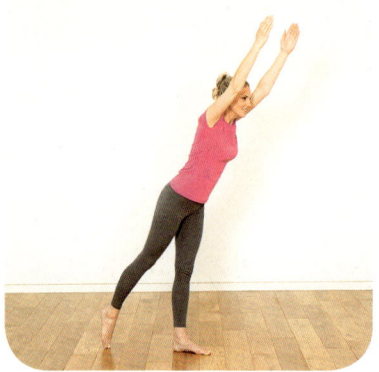

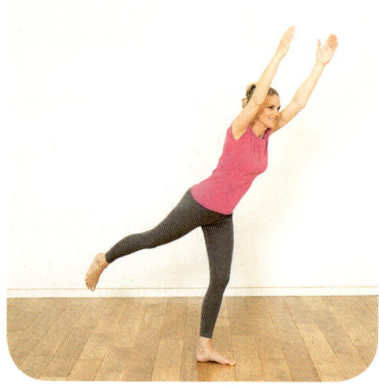

3 Den Oberkörper nach vorne neigen, während sich das rechte Bein nach hinten ausstreckt. Schulterblätter und -gelenke werden nach hinten-unten gezogen. Das stabilisiert den Schultergürtel.

4 Der hintere Fuß löst sich vom Boden. Arme, Körper und nach hinten gestrecktes Bein bilden eine Linie, der Brustkorb ist stolz erhoben. Die Gesäßmuskeln der rechten Seite aktivieren. Die Seite wechseln.

Rauskommen Rechtes Bein langsam nach vorne zurückführen, Fuß absetzen und mit einer sanften Ausatmung die Arme senken. Nachspüren, ob sich die Beine anders anfühlen.

Tipp Halten Sie mit der rechten Großzehe sanften Kontakt zum Boden, wenn Sie sich im Einbeinstand noch unsicher fühlen. Der Gleichgewichtssinn wird durch diese Übung immer besser.

Das bringt's Kleine »Hackbewegungen« mit den gestreckten Armen aktivieren die tiefe Rückenmuskulatur. Dies ist wichtig für eine stabile Wirbelsäule und beugt Verletzungen und Verschleiß vor.

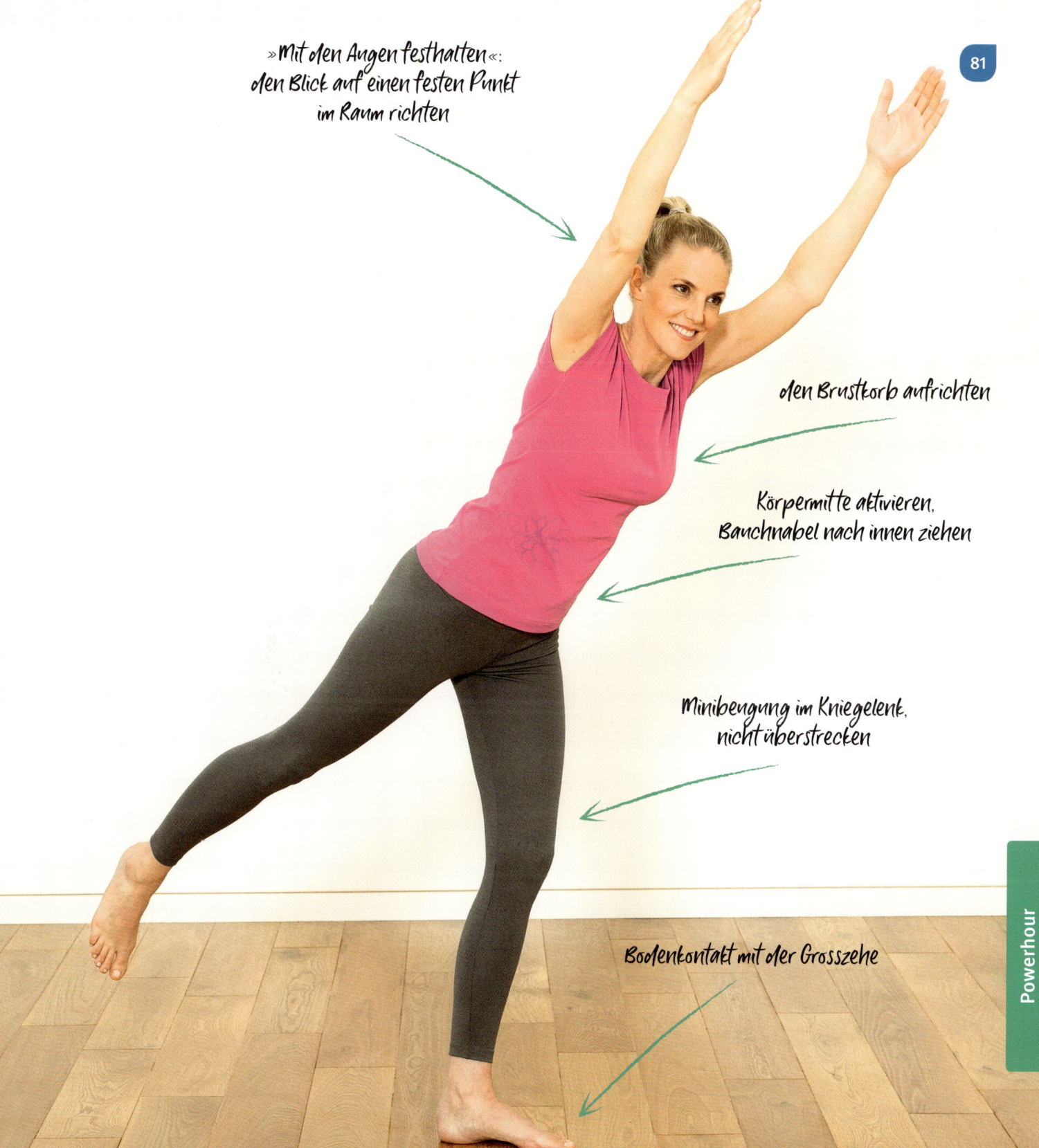

»Mit den Augen festhalten«:
den Blick auf einen festen Punkt
im Raum richten

den Brustkorb aufrichten

Körpermitte aktivieren,
Bauchnabel nach innen ziehen

Minibeugung im Kniegelenk,
nicht überstrecken

Bodenkontakt mit der Grosszehe

Powerhour

Gummitwist

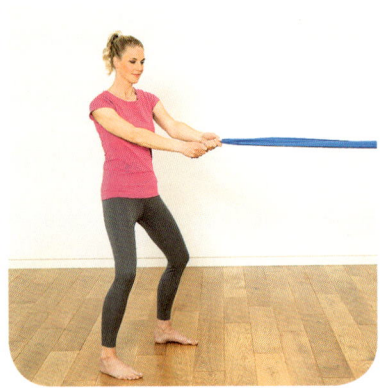

1 Ein Theraband an der gegenüberliegenden Türklinke fixieren. Die Tür schließen. Achten Sie darauf, dass das Band nicht vom Schließzapfen getroffen wird. Das Band mit beiden Händen halten. Arme fast gestreckt. Füße im hüftbreiten Stand. Den Bauchnabel leicht in den Körper einziehen. Tief und gleichmäßig atmen.

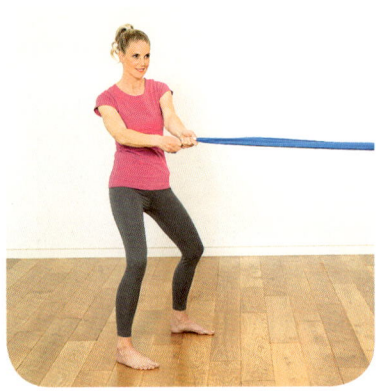

2 Nun mit winzigen Rotationen des Oberkörpers beginnen. Schultern, Brustkorb und Arme bilden eine Einheit. Alle Anteile bewegen sich wie ein Block. Die Rotationen finden im Körperzentrum statt. 25 bis 30 Mikrobewegungen, dann umdrehen und das Gleiche zur anderen Seite.

Variante: Auf- und Abstieg: Heben Sie mit jeder Mikrorotation die gestreckten Arme etwas höher und strecken Sie dabei Ihren Rücken weiter durch. Ebenso in kleinen Schritten wieder nach unten.

Tipps Arme und Oberkörper als Einheit bewegen! Becken und Beine bleiben fest stehen. Machen Sie die Bewegungen immer etwas kleiner, als Sie wollen. Dann ist es genau richtig.

Das bringt's Die ganz feinen »Drehmuskeln« an der Wirbelsäule werden trainiert. Sind sie funktionstüchtig, kommt es seltener zu schmerzhaften Wirbelblockaden.

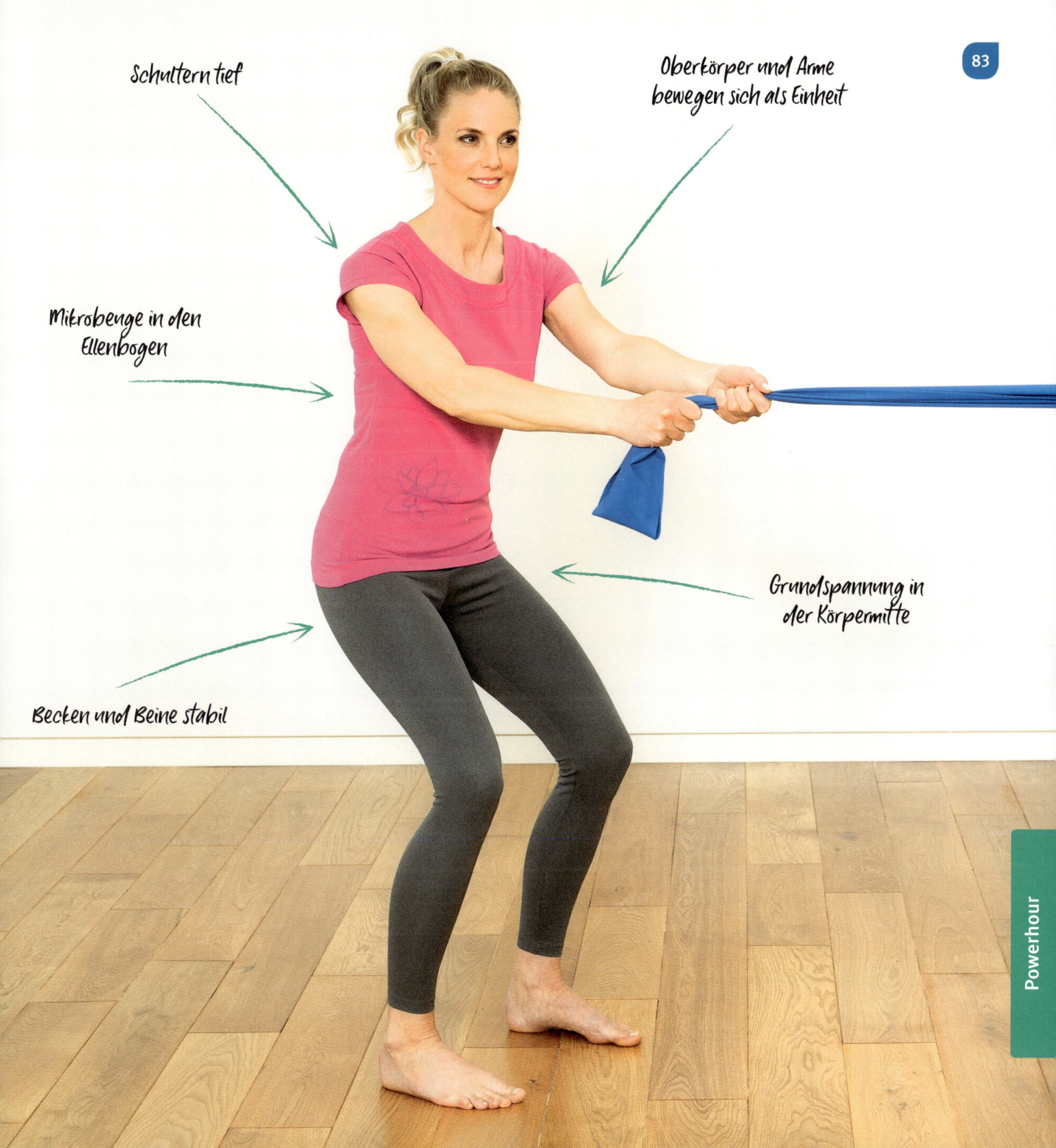

Schultern tief

Oberkörper und Arme bewegen sich als Einheit

83

Mikrobeuge in den Ellenbogen

Grundspannung in der Körpermitte

Becken und Beine stabil

Powerhour

Kniebenge

1 Hüftweiter Stand. Knie zeigen in Richtung der Fußspitzen. Die Füße haben gleichmäßigen Bodenkontakt. Sie halten die Arme verschränkt vor dem Brustkorb.

2 Hüften und Knie beugen, als wollten Sie sich setzen. Der Oberkörper neigt sich dabei leicht nach vorne und bleibt schön gerade.

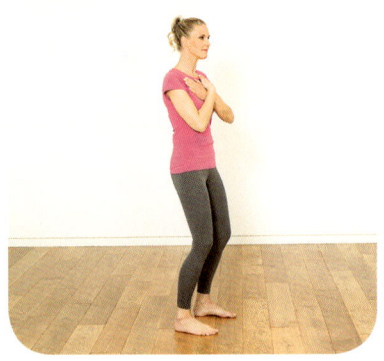

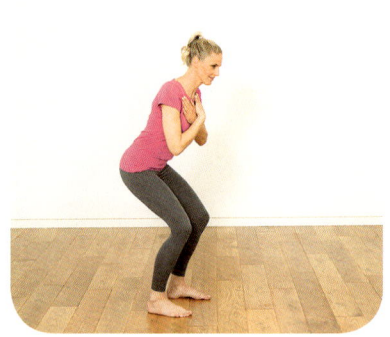

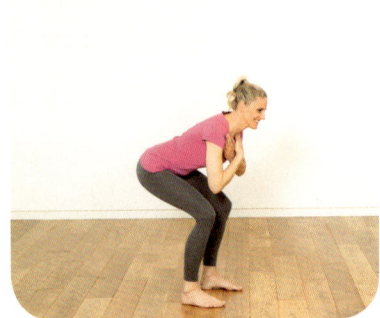

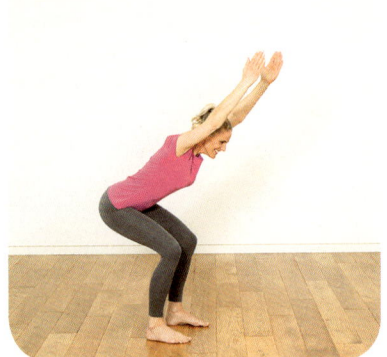

3 Noch tiefer in die Kniebeuge gehen. Weiterhin auf einen gestreckten Rücken achten. Mit dem Gesäß etwas über Kniehöhe bleiben. Die Knie sollen während der gesamten Übung über den Füßen stehen.

Variante: Die Arme in Verlängerung des Oberkörpers strecken. Den Rücken dabei aktiv längen und die Schulterblätter nach unten ziehen.

Rauskommen Hüfte und Knie wieder strecken. Die Arme langsam sinken lassen. Spüren Sie kurz nach, welche Körperpartien sich jetzt angenehm aktiviert anfühlen.

Tipp Auf die korrekte Beinstellung achten. Die Knie immer schön über den Füßen halten. Wenn Sie die Beine bewusst nach außen »schrauben«, werden zusätzlich wichtige Hüftmuskeln trainiert.

Das bringt's Kräftige Rücken-, Gesäß- und Oberschenkelmuskeln. Die Kniebeuge ist ein Tausendsassa! Durch gestreckte Arme richten Sie den Brustkorb auf und verbessern Ihre Haltung.

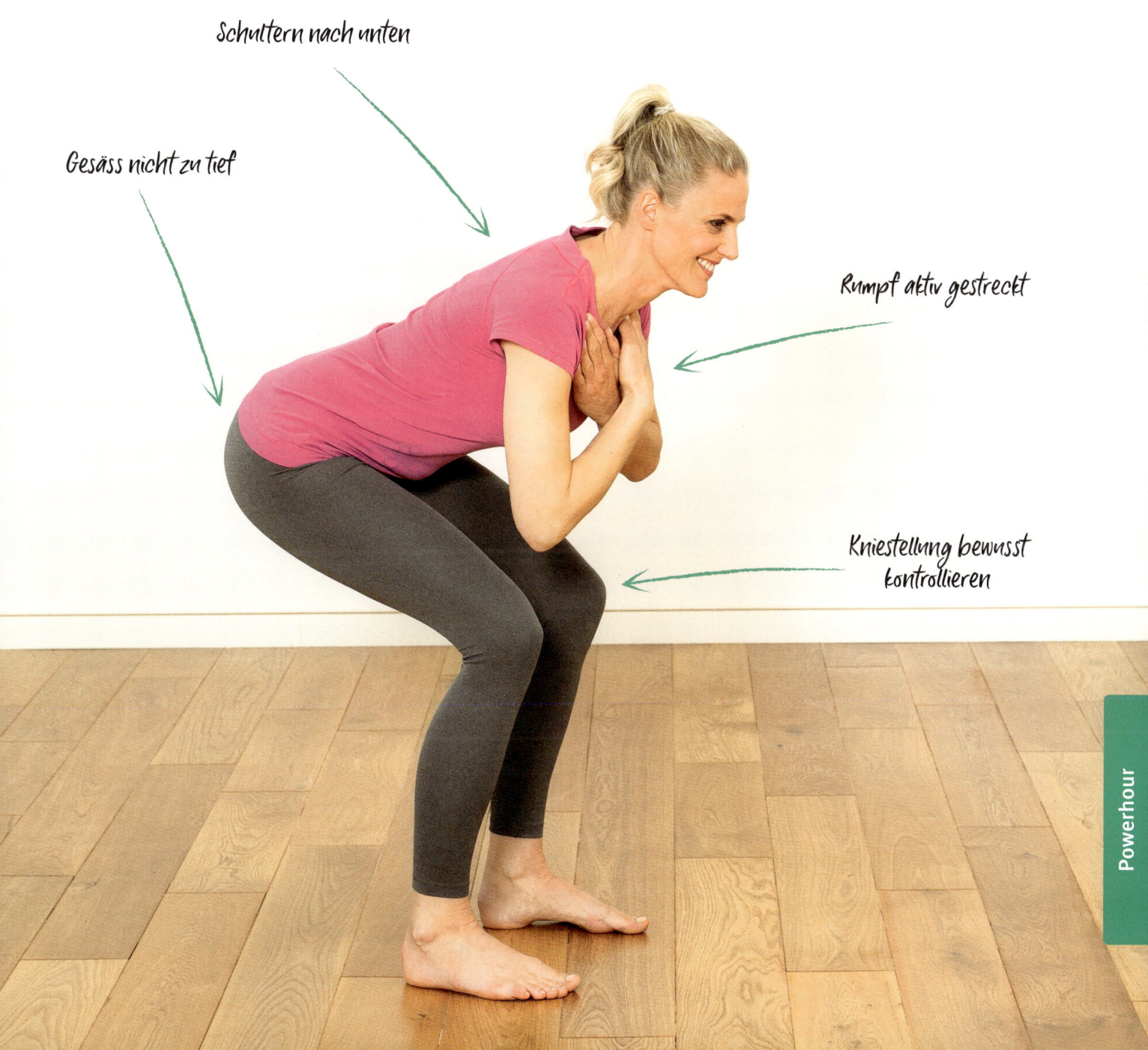

Schultern nach unten

Gesäss nicht zu tief

Rumpf aktiv gestreckt

Kniestellung bewusst kontrollieren

Powerhour

Guten Morgen, starker Rücken

1 Hüftweiter Stand. Knie zeigen in Richtung der Fußspitzen. Die Füße haben gleichmäßigen Bodenkontakt. Die Arme sind vor dem Brustkorb verschränkt.

2 Den gestreckten Oberkörper nach vorne neigen und dabei tief einatmen. Der Hinterkopf bildet eine Linie mit dem Rücken. Leichte Beuge in den Knien.

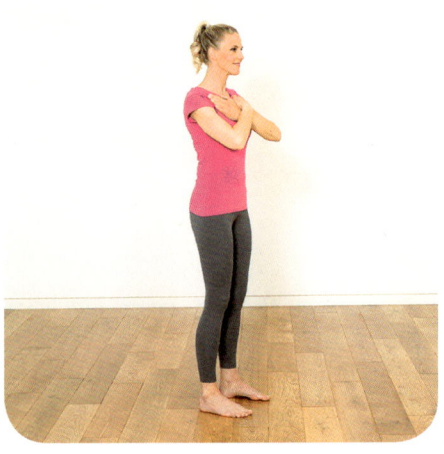

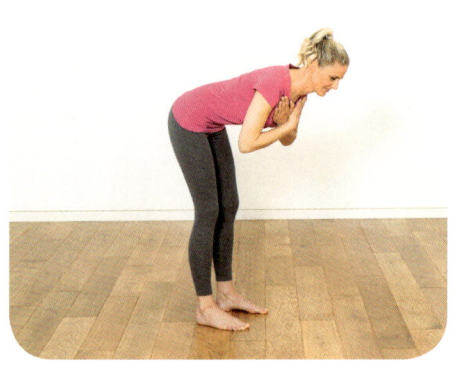

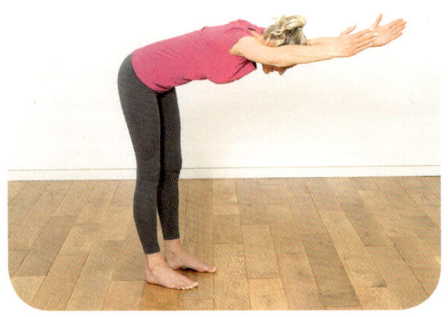

3 Wieder aufrichten und dabei ausatmen. Bewegen Sie sich im Atemrhythmus. Die Übung 15 Mal wiederholen. Als Steigerung bringen Sie die Arme in die gestreckte Vorhalte. Schulterblätter nach hinten-unten ziehen. Der verlängerte Hebel verlangt nach mehr Kraft. Wer die tiefe Rückenmuskulatur noch mehr fordern will, macht mit den gestreckten Armen kleine »Hackbewegungen« oder feine, zügige Drehbewegungen im Oberkörper bei verschränkten Armen.

Tipp Bei dieser Übung müssen sich die hinteren Schenkel- und die Gesäßmuskeln dehnen. Ein kleines Aufwärmtraining für die Beine und die Hüftregion kann für diese Übung hilfreich sein. Wenn Sie sich etwas steif fühlen, neigen Sie sich nicht so weit vor.

Das bringt's Einen starken Rücken, der lernt, mit den hinteren Hüft- und Oberschenkelmuskeln zusammenzuarbeiten. Kraftvolle Körperstreckung.

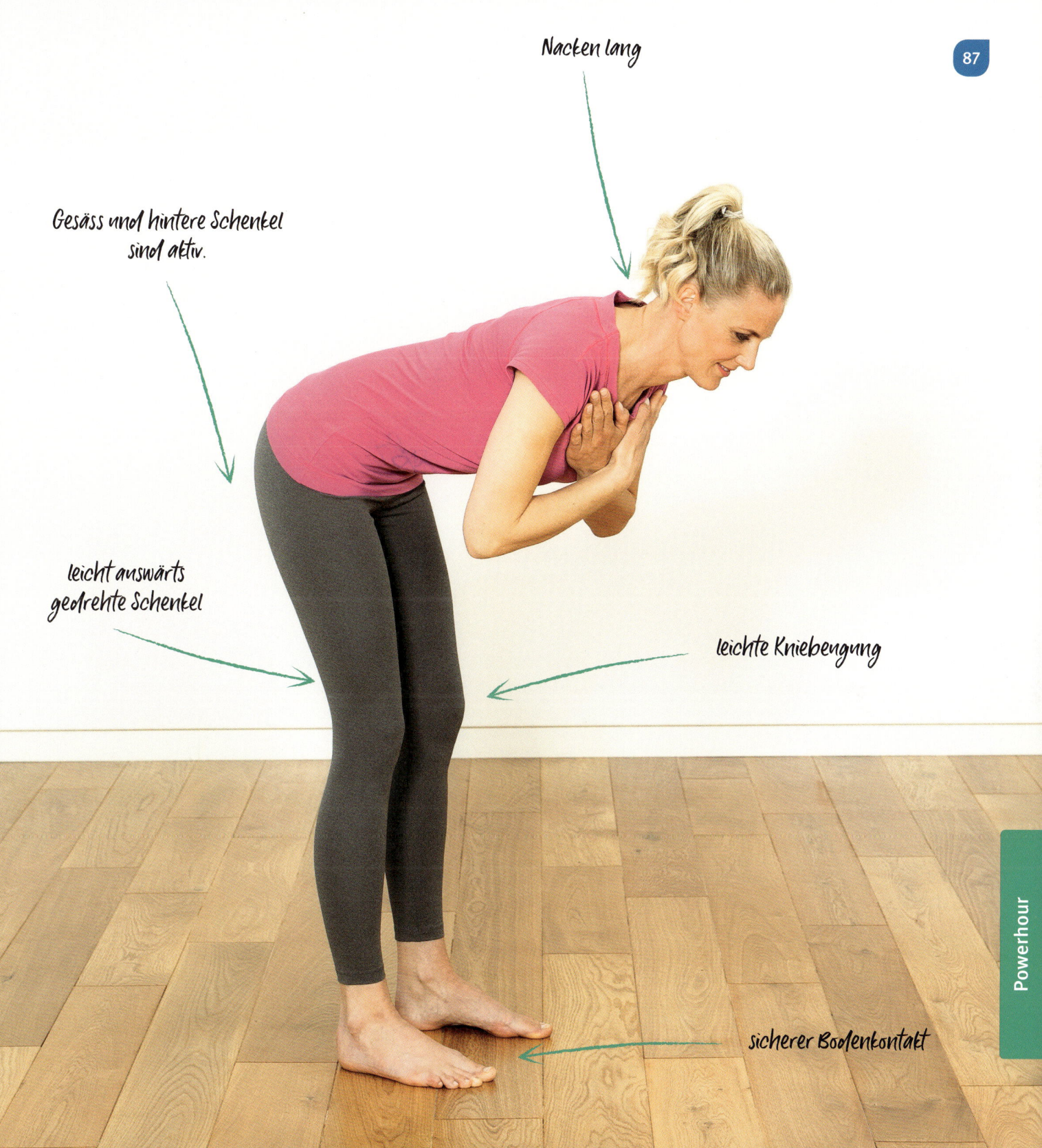

Nacken lang

Gesäss und hintere Schenkel sind aktiv.

leicht auswärts gedrehte Schenkel

leichte Kniebengung

sicherer Bodenkontakt

Rückenstrudel

1 Eine halbvolle Wasserflasche nehmen. Hüftbreit stehen mit leichter Kniebeuge, Oberkörper sanft vorbeugen, Bauch einziehen, tief atmen.

2 Die leicht gebeugten Arme nach vorne strecken und mit der Flasche kleine, schnelle Kreise zeichnen. 10 bis 15 Wiederholungen.

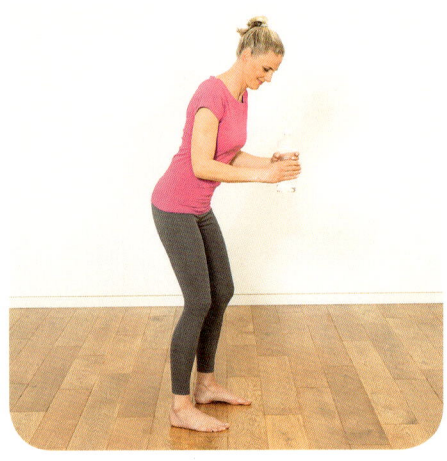

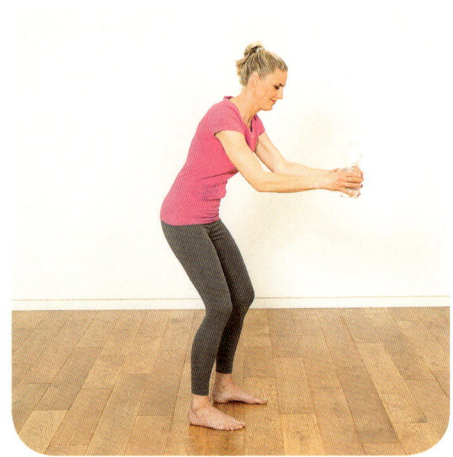

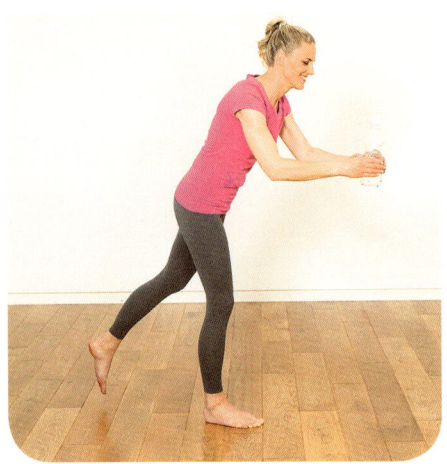

Variante: »Der Einbeinstrudel«: Die Übung wie beschrieben ausführen. Dabei jedoch abwechselnd auf das rechte und das linke Bein stellen. So wird zusätzlich der Gleichgewichtssinn und die Stabilität des Standbeines trainiert.

Tipp Dreht sich die Flasche im richtigen Rhythmus, bildet sich im Wasser ein Strudel.

Das bringt's Die Vorneige aktiviert die Rückenstrecker. Die feinen Bewegungen der Arme aktivieren die tiefe Rückenmuskulatur, das gibt der Wirbelsäule Stabilität. Bonus: Glücksgefühle, wenn der perfekte Strudel gelingt.

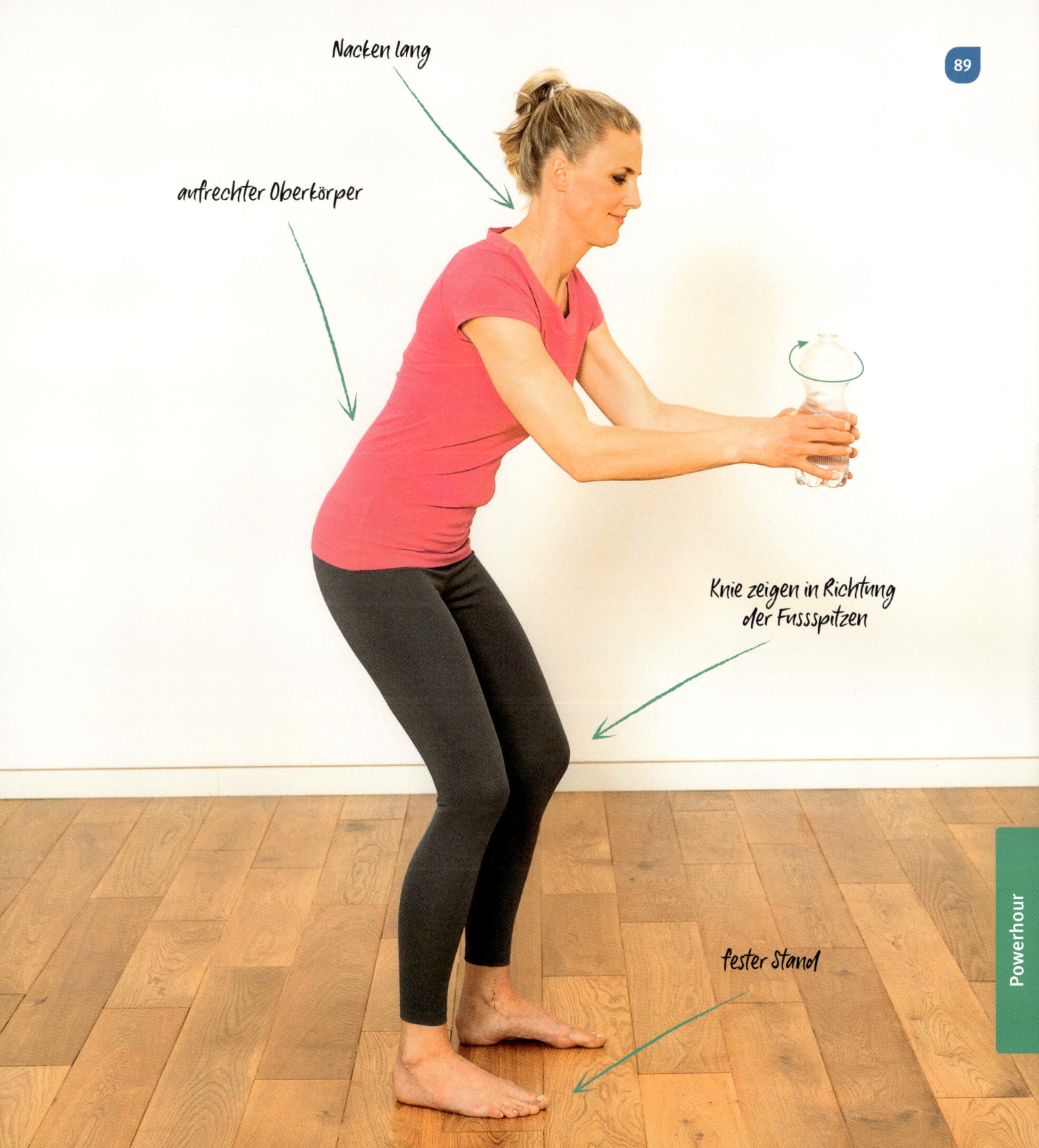

Nacken lang

aufrechter Oberkörper

Knie zeigen in Richtung
der Fussspitzen

fester Stand

Standwaage

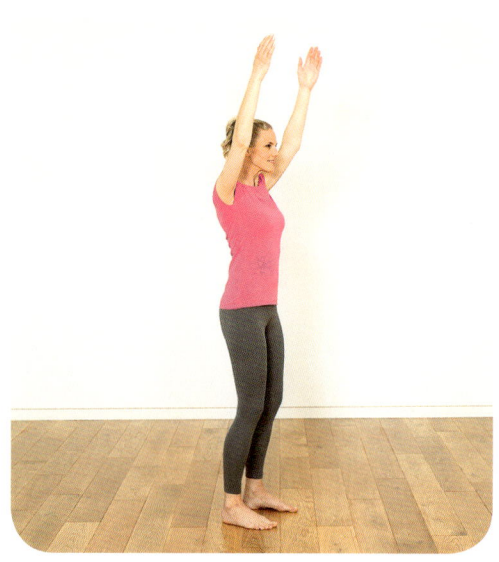

1 Hüftbreiter Stand. Bewusst mit den Füßen Kontakt zum Boden aufnehmen. Ruhig und gleichmäßig atmen. Dann die gestreckten Arme nach oben in Verlängerung des Körpers heben. Die Schulterblätter nach hinten-unten ziehen. Sanfte Grundspannung im querverlaufenden Bauchmuskel (M. transversus abdominis).

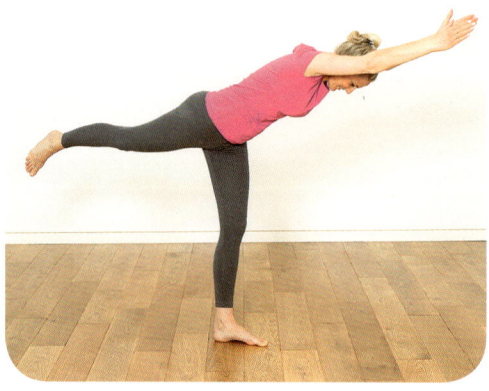

2 Sich vorneigen und dabei das rechte Bein in Verlängerung des Körpers ausstrecken. In der Endposition bilden die Arme, der Rücken und das Bein eine schöne waagerechte Linie. Die Seite wechseln.

Rauskommen Sich aufrichten und dabei das Bein zurück in den hüftbreiten Stand führen. Die Arme mit einer bewussten Ausatmung sinken lassen.

Tipp Ziehen Sie ganz bewusst Ihr Kinn ein und strecken Sie dadurch aktiv den Nacken. So tun Sie Ihrer Halswirbelsäule etwas Gutes.

Das bringt's Angenehme Körperstreckung und starke Rückenmuskeln. Durch den Einbeinstand verbessert sich der Gleichgewichtssinn.

Nacken lang

Schulterblätter nach
hinten – unten ziehen

sanft den Bauch einziehen

Minibeuge im Kniegelenk

konzentrierter Bodenkontakt

Schultertwist

1 Im Vierfüßlerstand starten. Leichte Beuge der Ellenbogen. Hände direkt unter den Schultern. Knie und Hüften in 90°-Beugung. Rumpf stabil halten.

2 Die rechte Hand an den Hinterkopf und den angewinkelten rechten Arm mit der Ausatmung unter den Körper führen. Kopf und Rumpf folgen.

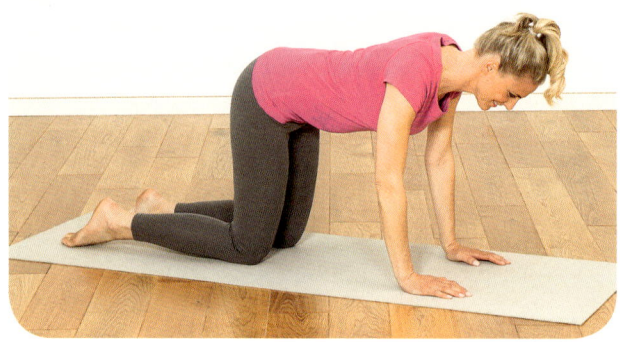
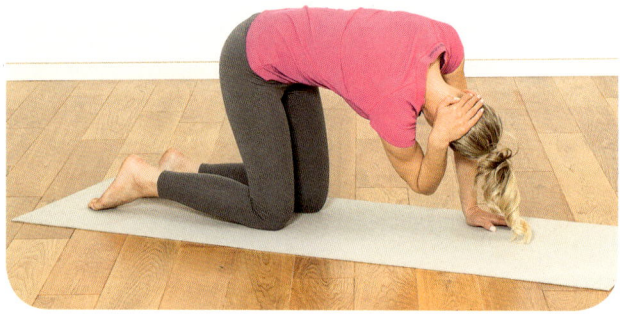

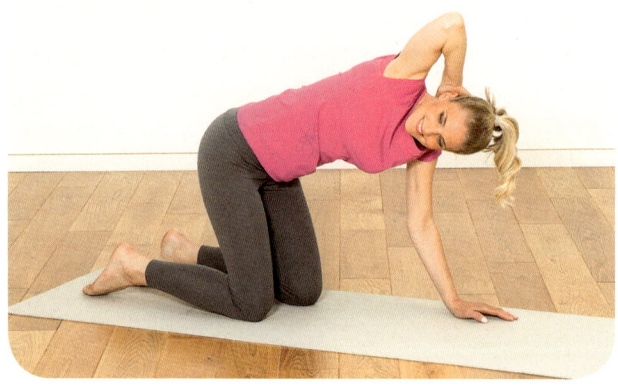
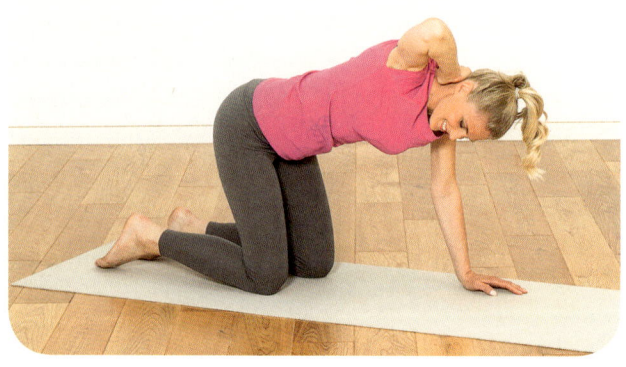

3 Den rechten Ellenbogen zur Decke führen. Der Oberkörper öffnet sich zur rechten Seite. Ruhig und tief einatmen. Die Übung 15 Mal nach beiden Seiten wiederholen.

Variante: »Kleine Flügelschläge«: In der geöffneten Position bleiben und mit winzigen Bewegungen etwas weiter in die Dehnung gehen. Diese Variante bietet sich zum Schluss an. Dieses ganz sanfte Einfedern spricht besonders die Faszien an.

Tipp Konzentrieren Sie sich auf das Zusammenspiel von Oberkörper und Schultergürtel. So formen Sie die beiden wieder zu einer Einheit, die auch im Alltag gut funktioniert.

Das bringt's Stärke und Beweglichkeit für den oberen Rumpf und den Schultergürtel. Der Kopf und die Halswirbelsäule sind mit von der Partie.

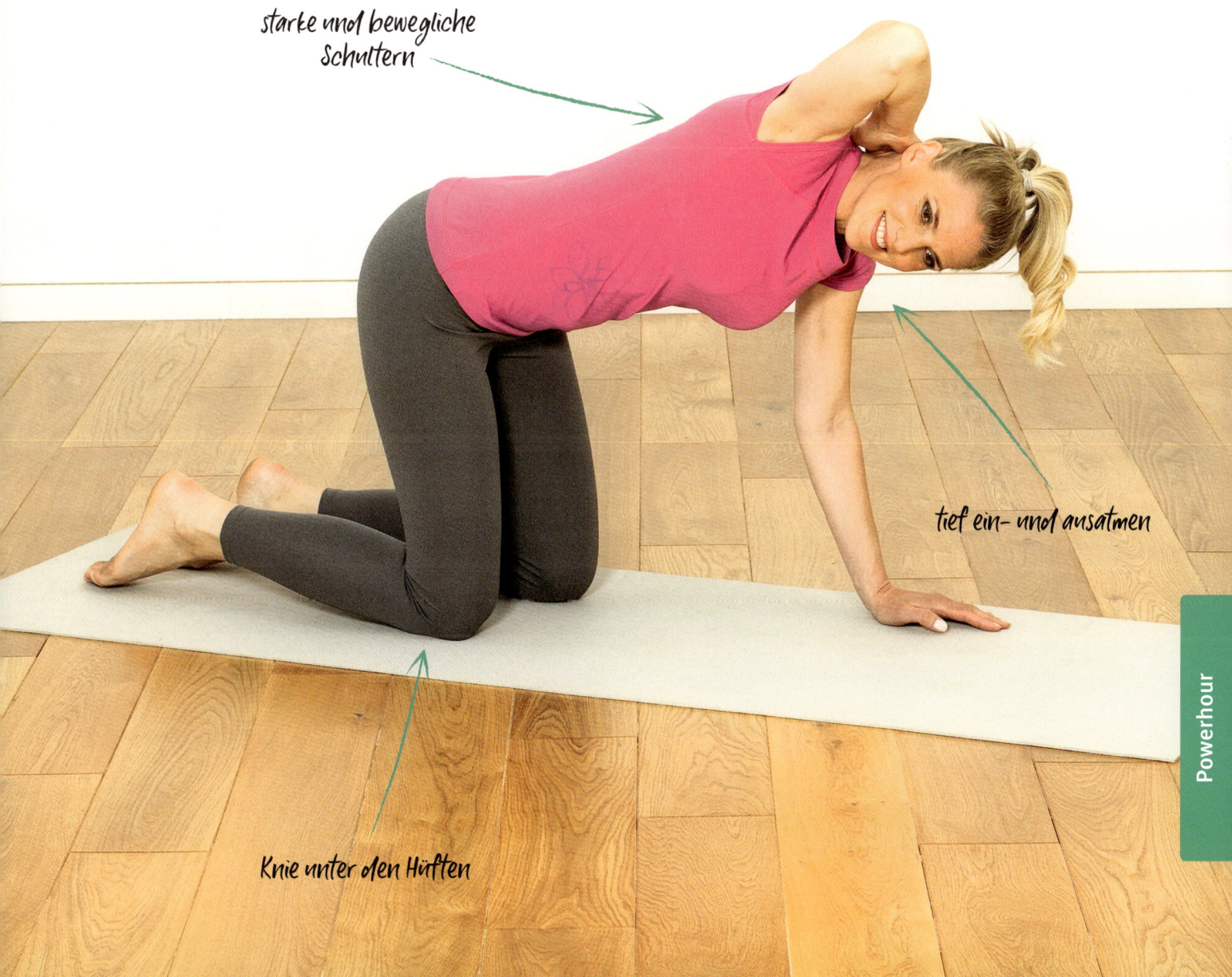

starke und bewegliche
Schultern

tief ein- und ausatmen

Knie unter den Hüften

Seitstütz

1 Gestreckte Seitlage. Der Kopf ruht auf dem angewinkelten Arm. Die Knie sind um 90° angewinkelt.

2 Auf den rechten Unterarm stützen. Die Schultermuskulatur gezielt aktivieren. Das abgehobene Becken bildet mit Knien und Schultern eine Linie.

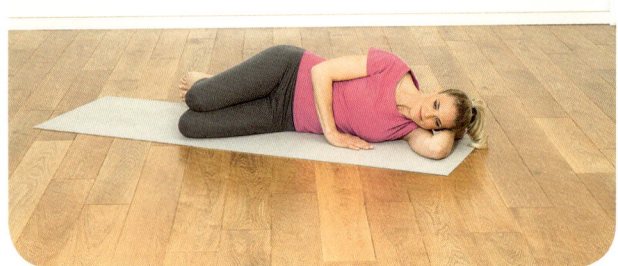

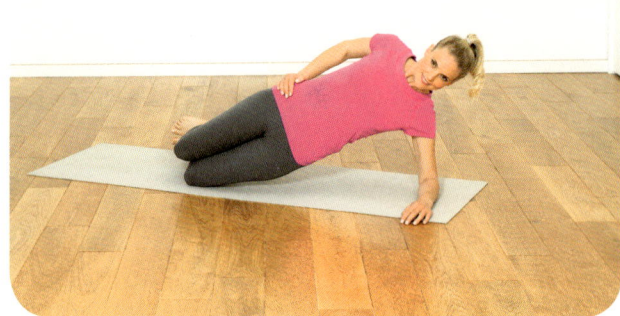

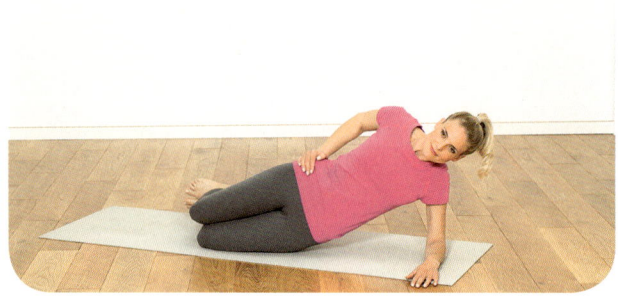

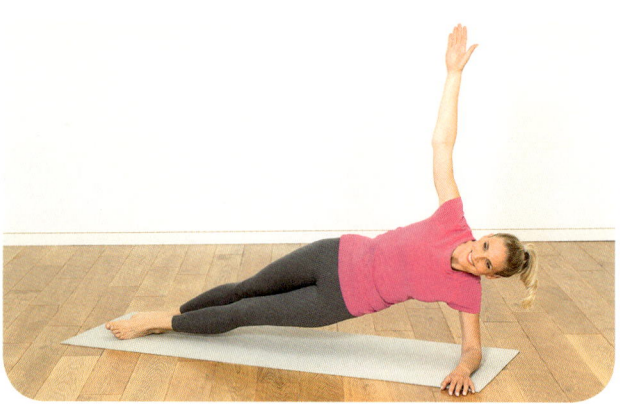

3 Das Becken absenken und nur ganz leicht den Boden berühren. Dann wieder anheben. Die Übung 15 Mal in 3 Sätzen auf jeder Seite wiederholen.

Variante: Gestreckte Haltung mit Armhebung. Erschweren Sie die Übung, indem Sie die Beine strecken und den oberen Arm Richtung Decke führen.

Tipp Aktivieren Sie unbedingt die Schultermuskeln des Stützarmes. Das gibt zusätzliche Stabilität und schützt das Schultergelenk vor Überlastungen.

Das bringt's Fördert starke Schultern und eine kräftige seitliche Rumpfmuskulatur. Gerade Letztere ist besonders wichtig, denn die Wirbelsäule wird nicht nur von vorne und hinten, sondern auch durch die seitliche Rumpfmuskulatur geschützt.

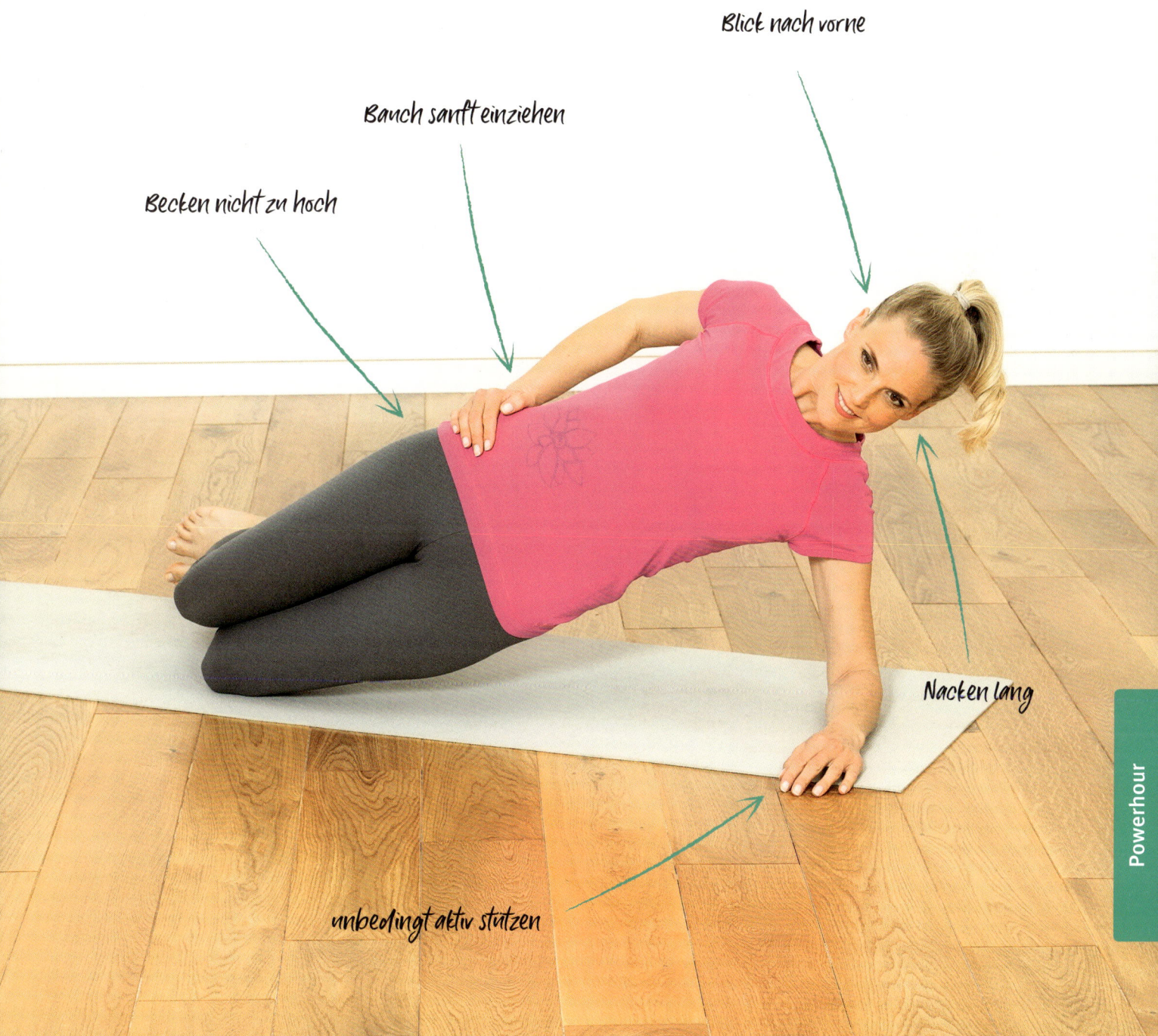

Blick nach vorne

Bauch sanft einziehen

Becken nicht zu hoch

Nacken lang

unbedingt aktiv stützen

Planke

1 In Bauchlage. Die Hände liegen übereinander unter der Stirn. Der Kopf befindet sich in entspannter Ruheposition.

2 Die Fußspitzen hüftbreit aufstellen. Auf die angewinkelten Unterarme stützen. Die Ellenbogen befinden sich unterhalb der Schultern.

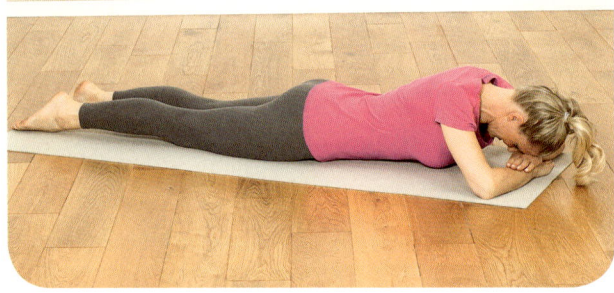

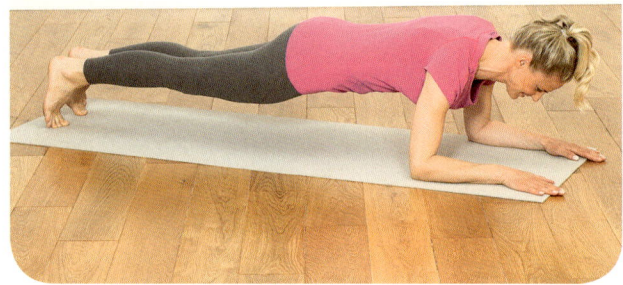

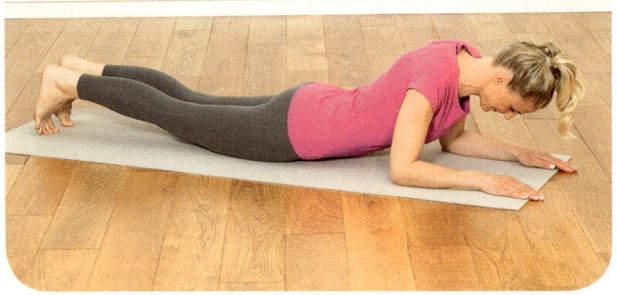

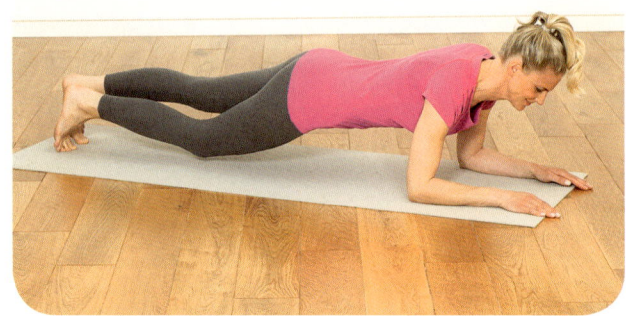

3 Die Position für 20 Sekunden halten. Tief und gleichmäßig durchatmen. Den Körper wieder zum Boden absenken und in der Position 1 für 10 Sekunden entspannen. Die Übung 15 Mal wiederholen.

Variante: Knietipper: Während der Haltephase je ein Knie im Wechsel zum Boden bringen. Und ihn sanft mit der Kniescheibe berühren.

Tipp Machen Sie dem Namen der Übung alle Ehre und verwandeln Sie sich für 15 bis 20 Sekunden in eine menschliche Planke. Bewusster Schultereinsatz gibt Ihnen Stützkraft.

Das bringt's Die Übung fordert und fördert Rumpfkraft vom Feinsten. Sie sorgt außerdem für einen starken Schultergürtel und ganz nebenbei werden die Zehenbeuger gedehnt. Die Übung verlangt und gibt viel. Eine Win-win-Situation für den ganzen Körper!

Grundspannung in der
Körpermitte

Nacken lang

Füsse hüftbreit

aktiver Stütz

Fussspitzen aufstellen

Arme unterhalb der
Schultern aufgestützt

Supergirl

1 In Bauchlage, Füße aufgestellt. Die Hände liegen übereinander unter der Stirn. Der Kopf befindet sich in entspannter Ruheposition.

2 Mit einer tiefen Einatmung die Arme in die U-Haltung heben und 5 Sekunden halten. Dabei das Kinn einziehen und den Nacken in die Länge strecken.

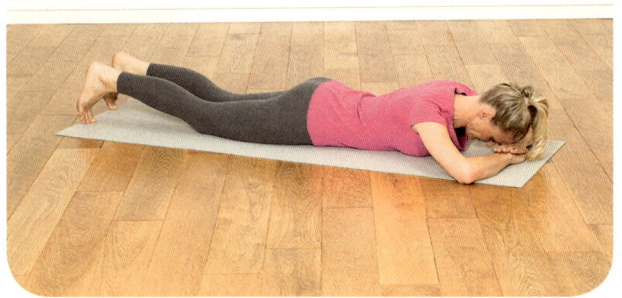

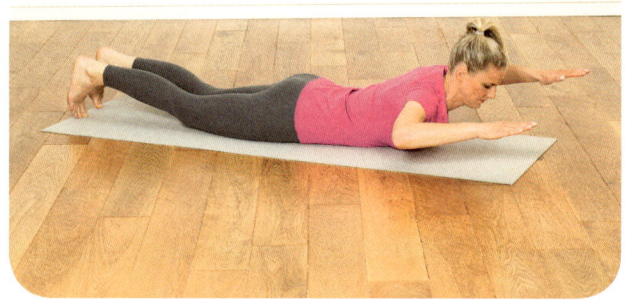

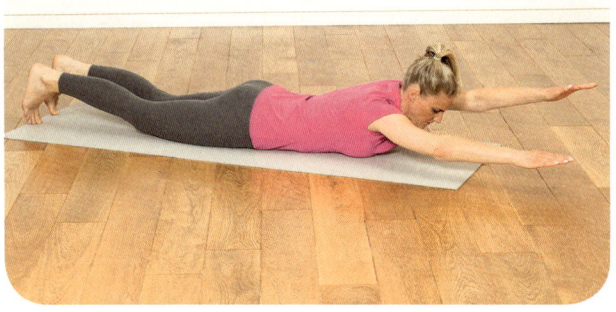

Variante: Die Arme in die Länge strecken. Schulterblätter nach unten ziehen. Um den Schwierigkeitsgrad der Übung zu steigern, kleine Hackbewegungen mit den Armen ausüben.

Rauskommen Die Arme zurück in die Startposition führen. Den Kopf sanft ablegen. Entspannen Sie bewusst die Schultern und atmen Sie durch. Genießen Sie die angenehme Streckung des ganzen Körpers.

Tipp Setzen Sie bei dieser schönen Übung aktiv Ihre Atmung ein! Eine tiefe Einatmung unterstützt bestens die Körperstreckung. Tiefe Atmung spendet Ihnen eine Extraportion Energie.

Das bringt's Hervorragende Körperstreckung, starke Rückenmuskeln und beweglichere Schultern. Tiefes Atmen öffnet den Brustkorb. Die Hackbewegungen sprechen die tiefen Rückenmuskeln an.

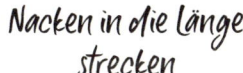

Nacken in die Länge
strecken

Schulterblätter
nach unten

Brustwirbelsäule aktiv
strecken

tief und gleichmässig
ein- und ausatmen

Powerhour

Tiefer Schultertwist

1 Das Gesäß ruht auf oder über den Fersen. Die Arme sind neben dem Körper. Der Kopf liegt mit der Stirn auf dem Boden. Tief und gleichmäßig atmen.

2 Arme nach vorne strecken, bis die Hände schulterbreit auf dem Boden liegen. Die Wirbelsäule zwischen den Schulterblättern bewusst durchstrecken.

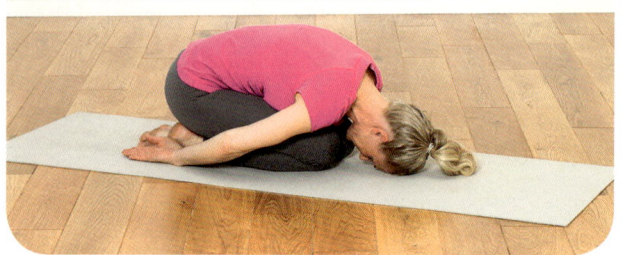

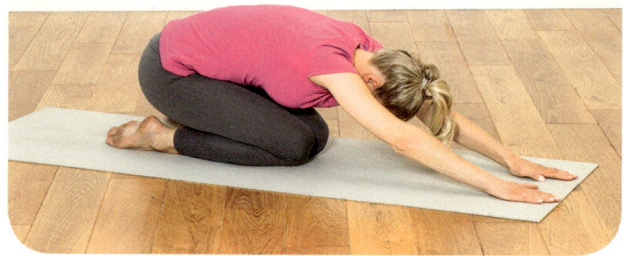

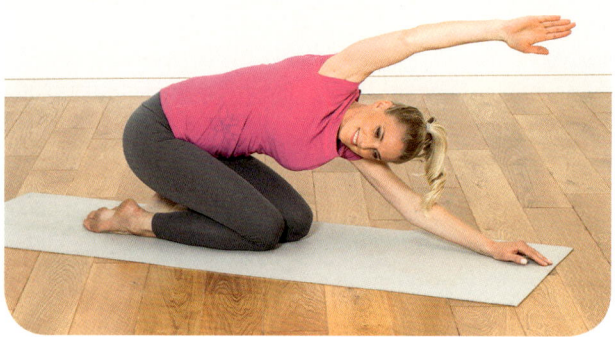

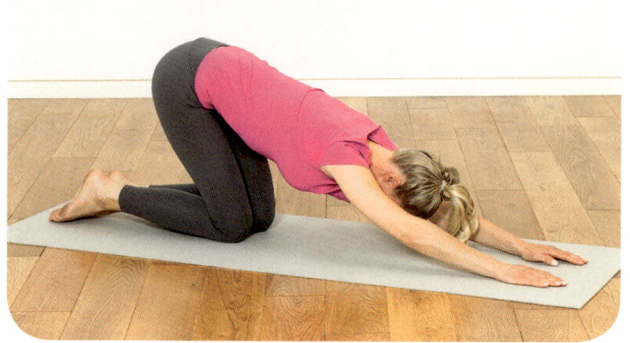

3 Nun mit der Einatmung die linke Hand vom Boden abheben und den Rumpf dabei etwas aufdrehen. Den Arm wieder absenken und das Ganze mit der rechten Seite wiederholen. 15 Wiederholungen zu jeder Seite zu je drei Sätzen.

Variante: In Schritt (2) die Hände weiter nach vorne schieben. Entfernen Sie sich mit dem Gesäß von den Fersen. Das verlangt von den Schultermuskeln mehr Stützkraft.

Tipp Sie können in Position (2) den Effekt verstärken, indem Sie das Brustbein ganz deutlich zum Boden schieben, um noch mehr Stre- ckung in die Brustwirbelsäule zu bekommen. Tiefe Atmung unterstützt die Beweglichkeit des Brustkorbs.

Das bringt's Eine tolle Aufrichtung im Oberkörper und weite Flanken für eine schöne tiefe Atmung. Starke, bewegliche Schultern.

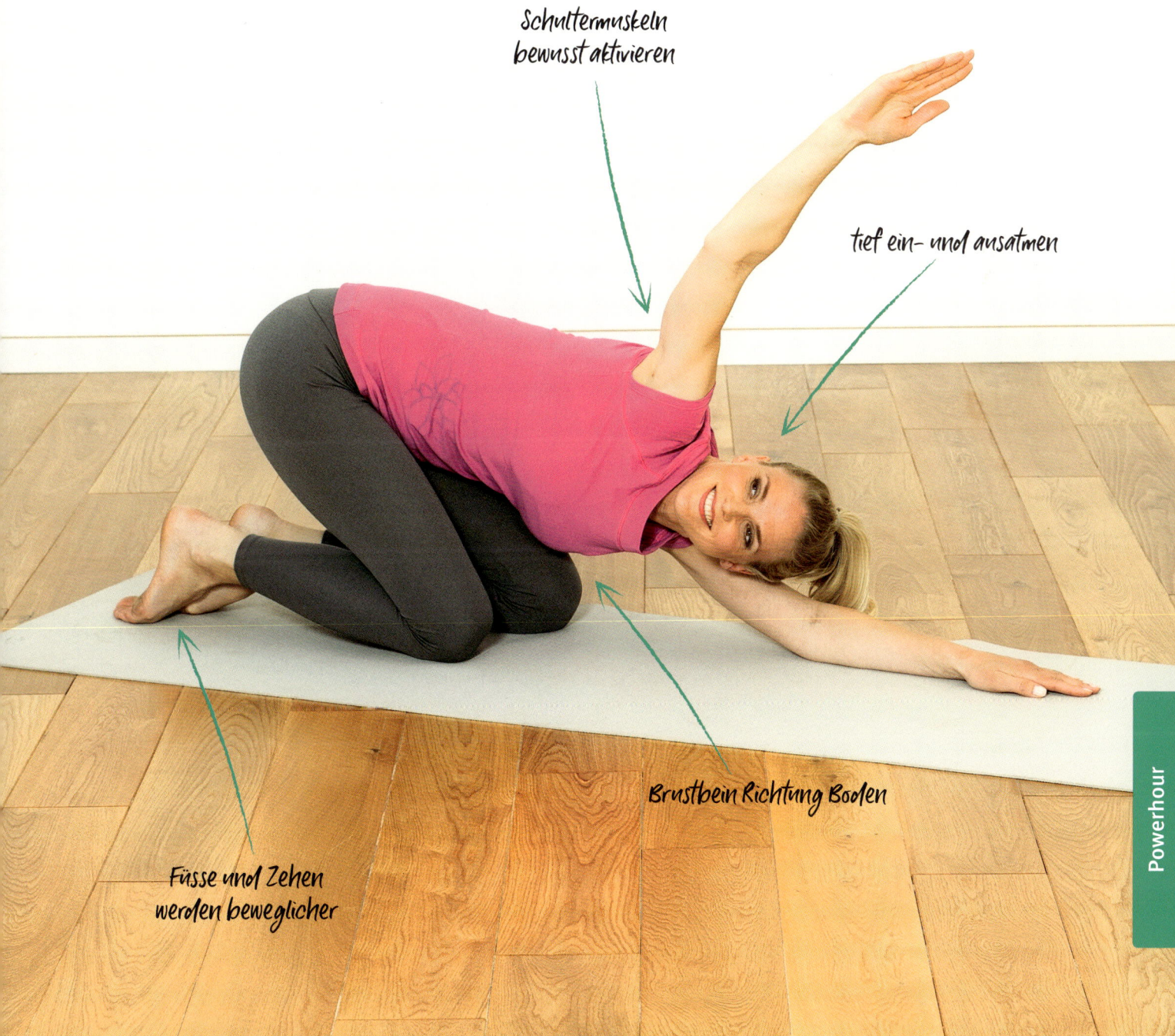

Schultermuskeln
bewusst aktivieren

tief ein- und ausatmen

Brustbein Richtung Boden

Füsse und Zehen
werden beweglicher

Powerhour

Superwoman

1 In Bauchlage. Der Kopf ruht entspannt auf den Händen. Legen Sie einen kleinen, handlichen Gegenstand bereit (z. B. eine kleine Plastikflasche).

2 Die Arme in Verlängerung des Körpers ausstrecken und die Flasche von einer Hand in die andere reichen.

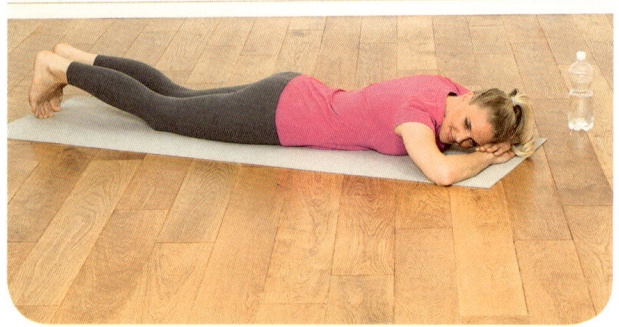

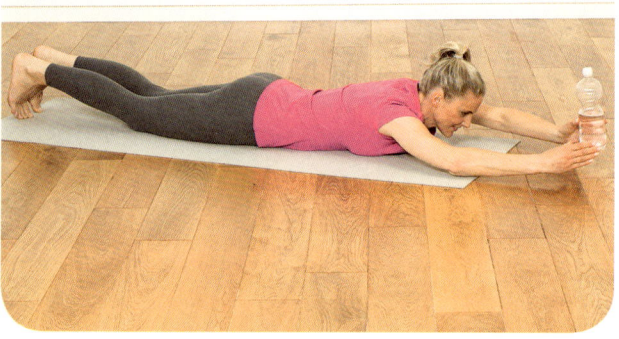

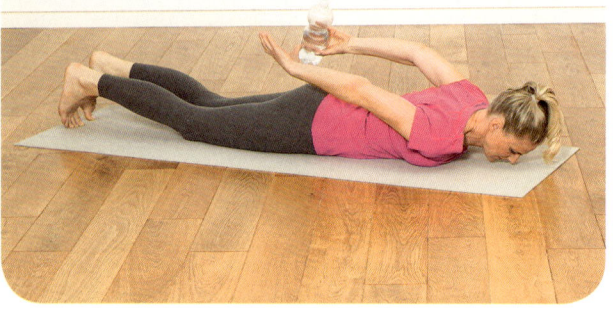

3 Die Arme hinter den Rücken führen und auch hier wieder die Flasche von Hand zu Hand reichen. Die Übergabe 15 bis 30 Mal wiederholen.

Rauskommen Die Flasche vor dem Kopf auf den Boden legen. Die Hände übereinander unter der Stirn positionieren und den Kopf entspannt auf ihnen ablegen. Tief und entspannt durchatmen.

Tipp Beginnen Sie mit einer leeren Flasche. Mit zunehmender Kraft kann die Flasche mit immer mehr Wasser gefüllt werden. Wollen Sie noch stärker werden, füllen Sie die Flasche mit Sand.

Das bringt's Rückenmuskeln wie eine Superheldin und wunderbar bewegliche Schultern. Bitte bedenken: Es ist noch keine Superfrau vom Himmel gefallen! Leicht anfangen und langsam steigern.

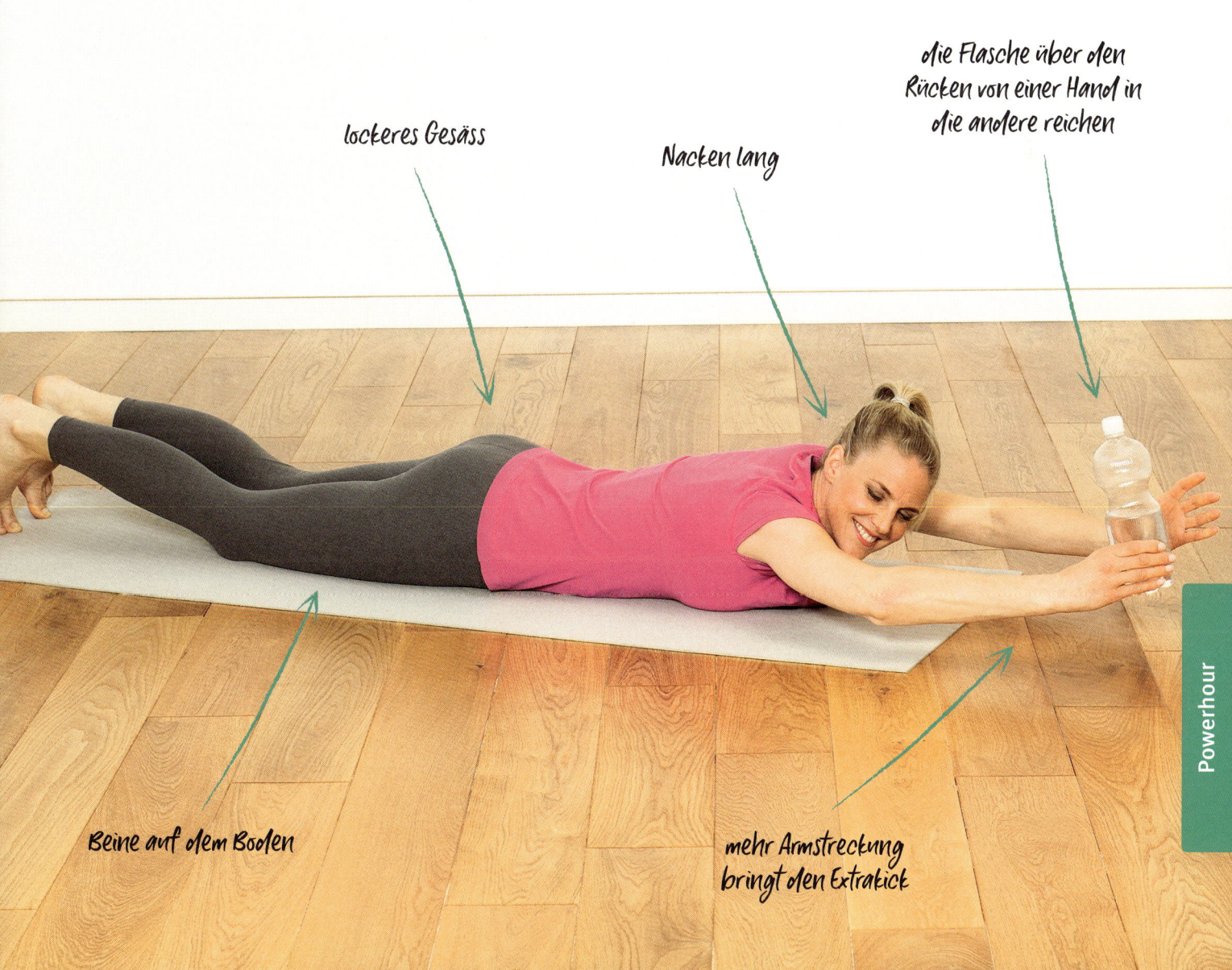

die Flasche über den
Rücken von einer Hand in
die andere reichen

lockeres Gesäss

Nacken lang

Beine auf dem Boden

mehr Armstreckung
bringt den Extrakick

Powerhour

Die 10 besten Tipps für einen entspannten Rücken

Es hängt nicht von der einen Übung, der einen Gewohnheit ab, ob unser Rücken gesund und fit bleibt. Es gibt viele Hebel, mit denen wir ihn unterstützen können – selbst im Schlaf.

1. Regelmässige Bewegung

Versuchen Sie mindestens 30 Minuten Bewegung täglich in Ihren Alltag einzubauen. Ob Sie zu Fuß oder mit dem Rad Ihren Weg zur Arbeit bestreiten oder ein 5-Minuten-Workout einrichten – Ihr Rücken wird es lieben!

2. Genug trinken

Wasser ist für unseren Körper wie das Benzin fürs Auto! Ob Sie ausreichend davon hatten, sehen Sie rückblickend in der Toilette. Ist der Urin klar und geruchsneutral, sind Sie optimal mit Flüssigkeit versorgt.

3. Ausgeglichene Work-Life-Balance

Auch wenn es nicht immer leicht ist und phasenweise nicht gelingen mag: Versuchen Sie, Ihre persönlichen Stressoren aufzuspüren und zu entschärfen. Dauerhafter Stress macht Sie nicht nur unzufrieden, sondern Ihre Faszien steif, das Bindegewebe sauer und führt zu schmerzhaften Verspannungen.

4. Genügend Schlaf

Ein entspannter Urlaub ist die beste Möglichkeit, herauszufinden, in welchem Rahmen Ihr persönliches Schlafbedürfnis liegt. Gehen Sie dazu ins Bett, wenn Sie müde sind, und wachen Sie ohne Wecker wieder auf. Nach ein bis zwei Wochen kennen Sie Ihren Rhythmus und sollten diesen beibehalten.

5. Richtiges Bett

Schlafen wie ein Engel auf Wolke sieben sollte kein unerfüllter Traum sein. Eine gute Matratze muss nicht immer teuer sein, sollte aber Ihren Schlafgewohnheiten und Ihrer Körperkonstitution entsprechen. Vor allem die Festigkeit ist sehr individuell. Wenn sich die Möglichkeit bietet, die Matratze über einen gewissen Zeitraum zu testen, dann nutzen Sie sie unbedingt!

6. Fussgerechtes Schuhwerk

Zu kleine oder zu enge Schuhe wirken sich sofort auf Ihre Körperhaltung aus. Verspannungen von den Füßen führen zu Verspannungen in Ihrem Rücken.

Selbsttest: Nehmen Sie die Schuheinlage aus dem Schuh heraus und stellen Sie sich barfuß darauf. Ragt der Fuß, insbesondere die Großzehe oder einzelne Zehen, über die Kanten hinaus, ist der Schuh ungeeignet für Ihren Fuß. Erschreckend, wie oft das vorkommt!

7. Rückenfreundlicher Arbeitsplatz

Achten Sie darauf, dass Ihr Becken mindestens 10 cm höher sitzt als Ihre Knie. Nur so können Sie sich spannungsfrei aufrichten und Ihren Rücken bei sitzender Tätigkeit entspannen. Noch gesünder ist viel Abwechslung durch mal stehende, mal gehende Einheiten.

8. Haltung bewahren

Eine gute Haltung macht Sie attraktiv, hält Ihr muskuläres Gleichge-

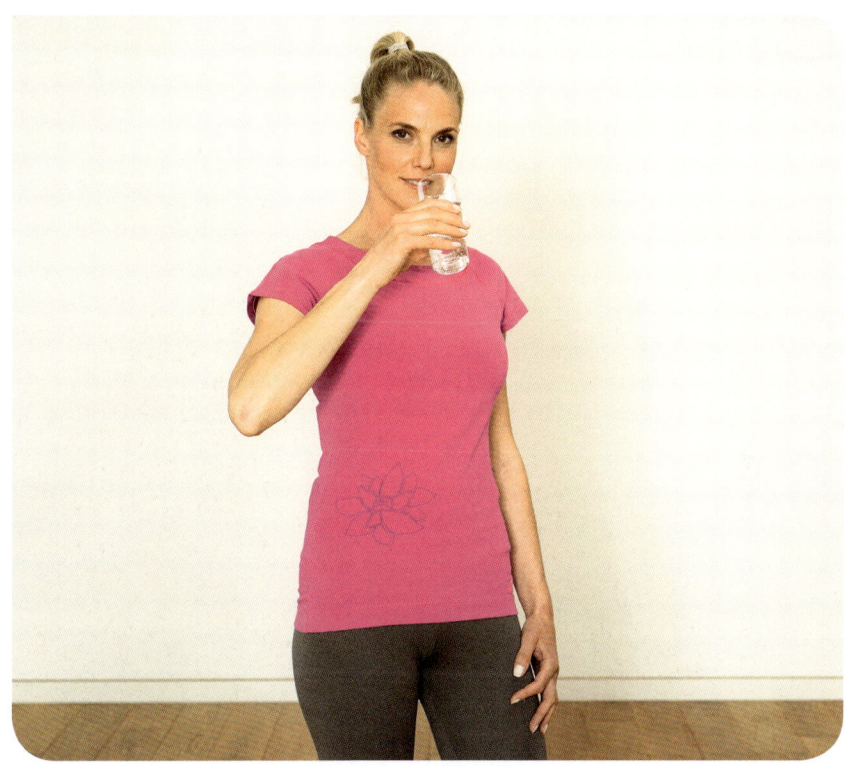

wicht aufrecht und sorgt für einen dauerhaft entspannten Rücken!

9. Ausgewogen essen – flacher Bauch

Fertigessen, Zucker und Unverträglichkeiten führen in unserem Verdauungsapparat zu Gährung und Ansammlung von Luft. Da Magen und Darm mit ihren Aufhängungssystemen mit unserem Rücken verbunden sind, werden Spannungszustände direkt an ihn weitergegeben.

10. Lieber kurz als gar nicht

Stellen Sie nicht zu hohe Ansprüche an sich selbst und setzen Sie die Ziele nicht zu hoch. Jede noch so kurze Übung, die Sie in Ihren Alltag einbauen, ist für Sie hilfreich. Auch eine kleine Veränderung ist ein Schritt in die richtige Richtung. Aber machen Sie heute einen Anfang! :-)

Magischer Morgen – ein rückenstarker Start in den Tag

Die Vorstellung, gleich nach dem Aufwachen aktiv zu werden, ist für Sie ein Horror? Keine Angst, Sie dürfen liegen bleiben und bereiten trotzdem Ihren Rücken mit sanften Bewegungen auf den Tag vor. Räkeln, Strecken, Dehnen, das alles lässt Muskeln und Gewebe geschmeidig werden.

Dauer 10 – 15 Minuten

Tipp Viele der Übungen eignen sich als Cool-down beim Zubettgehen. Das bereitet Sie bestens auf eine erholsame Nacht vor.

1 Päckchen (Seite 26)

2 Slow Twist (Seite 28), Seite wechseln

3 Guten Morgen (Seite 30)

1

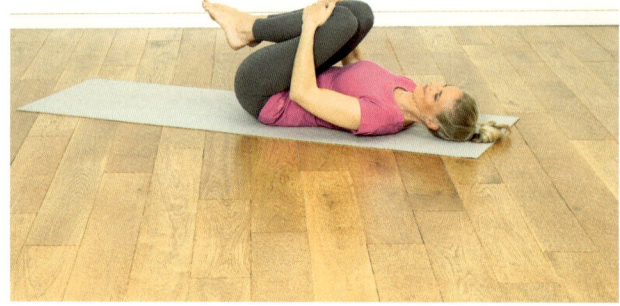

2

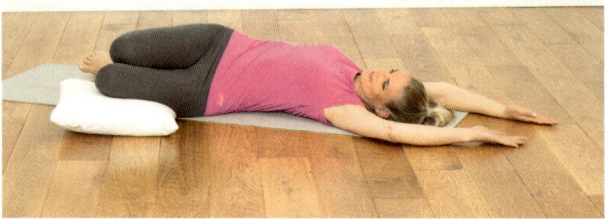

3

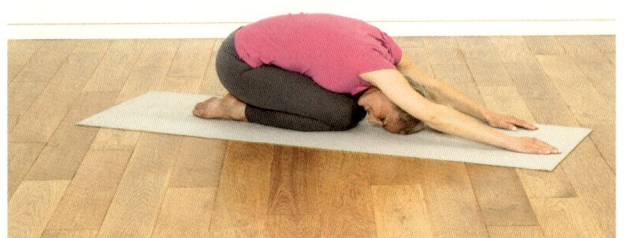

4

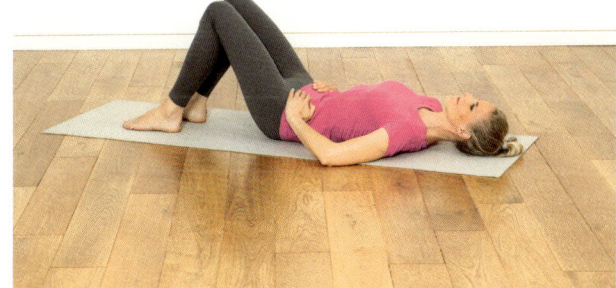

5

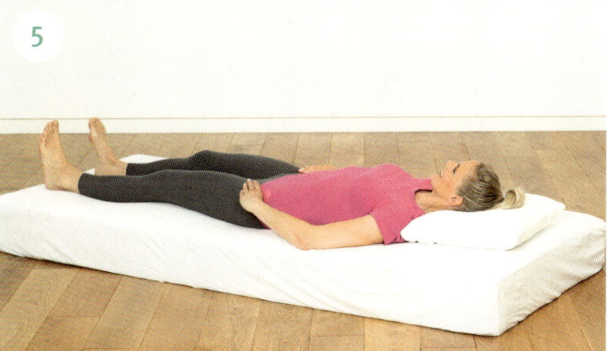

6

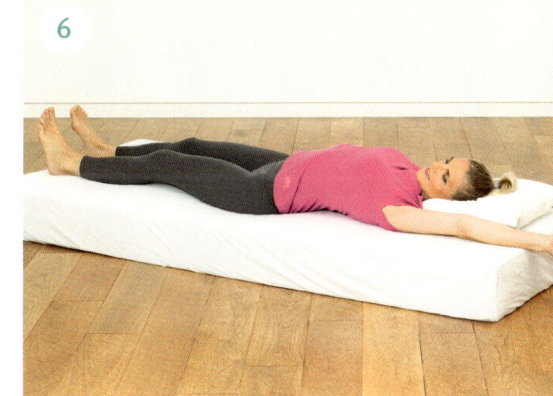

7

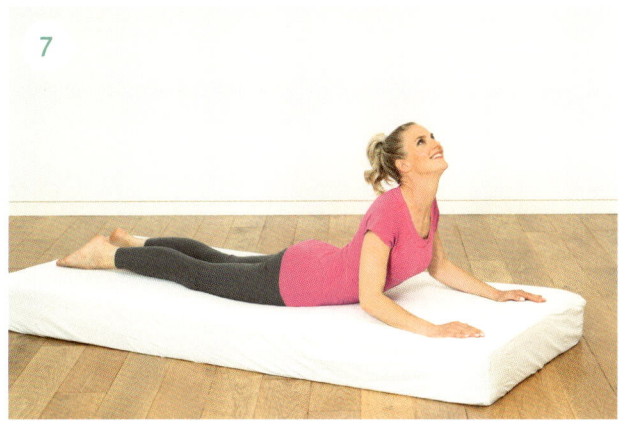

8

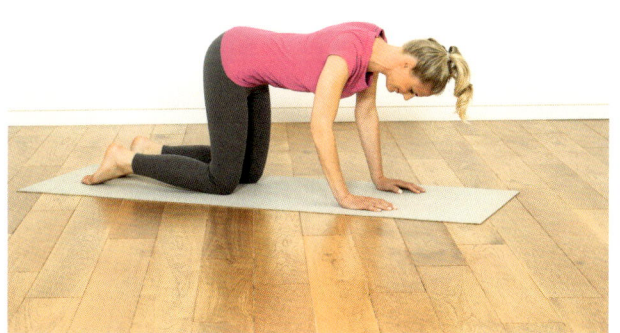

Daily – Rückenwellness

Sie hetzen oder, genauer, sitzen atemlos durch den Tag? Diese Übungsreihe lässt sich zwischen Staubsaugen und Schreibtischarbeit leicht integrieren. Dabei ist es gleich, wie viele Übungen oder wie lange Sie praktizieren – die Regelmäßigkeit macht's. Bleiben Sie dran – am besten täglich.

Dauer ab 5 Minuten

Tipp Nutzen Sie immer wiederkehrende Situationen als Signal zum Üben. Das kann das Ende eines Telefonats oder ein bestimmter Arbeitsschritt sein.

1 **Mit Wespentaille gegen Hexenschuss**
(Seite 42)

2 **Haltung bewahren – Bauchmuskeltraining**
(Seite 44)

1

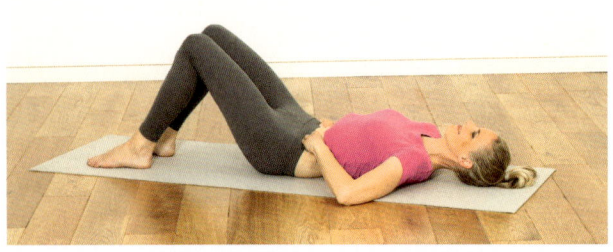

2

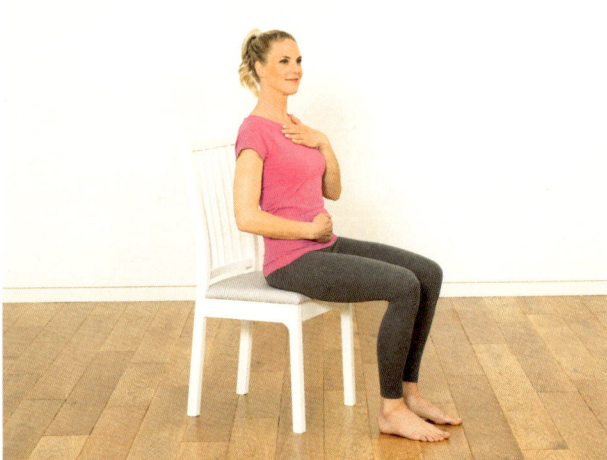

3 Faszienswing (Seite 46)

4 Große Kobra (Seite 48)

5 Hüftstretch – Psoasdehnung (Seite 50),
Seite wechseln

3

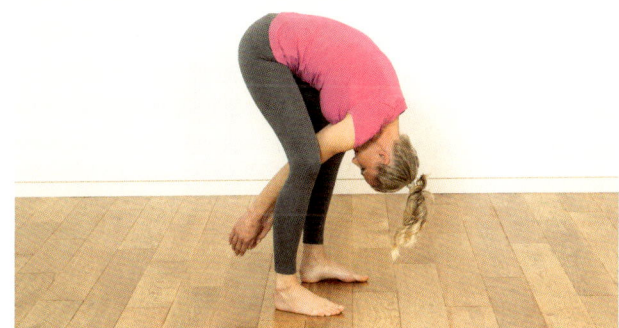

4

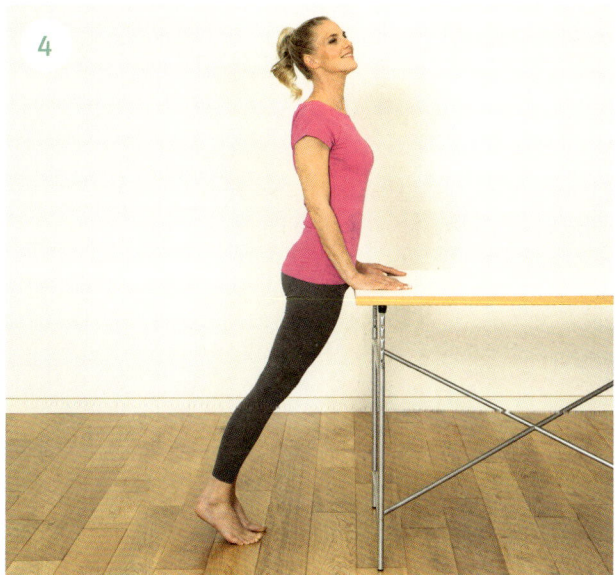

5

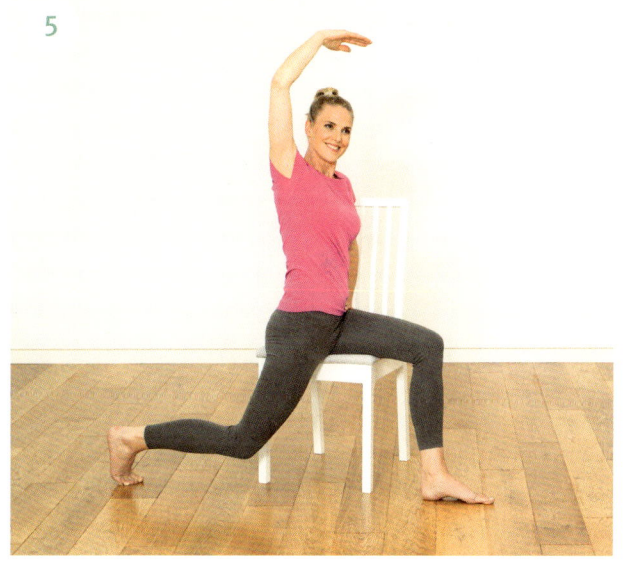

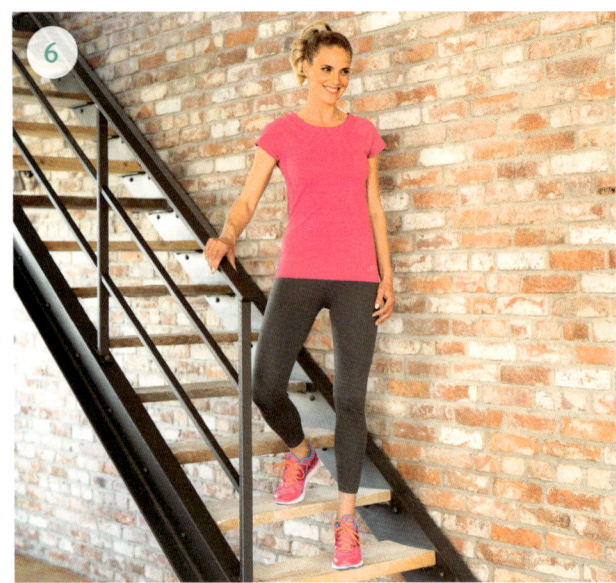

6 Ninja (auf der Treppe) (Seite 52)

7 Groß und stark – mobil an der Tür (Seite 54)

8 Flamingo (Seite 56), Seite wechseln

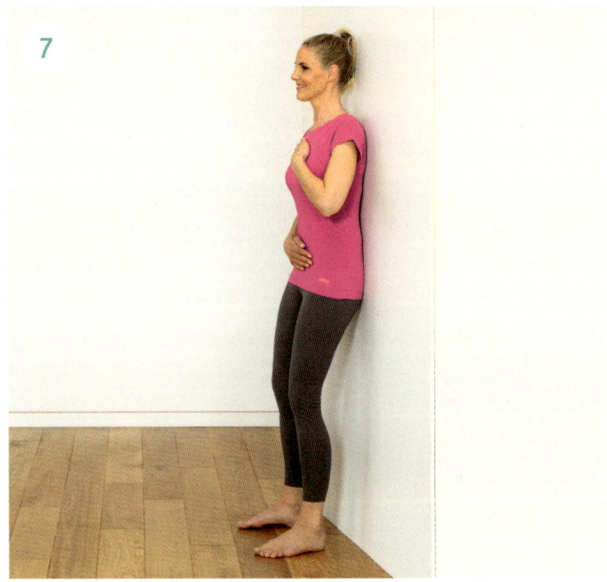

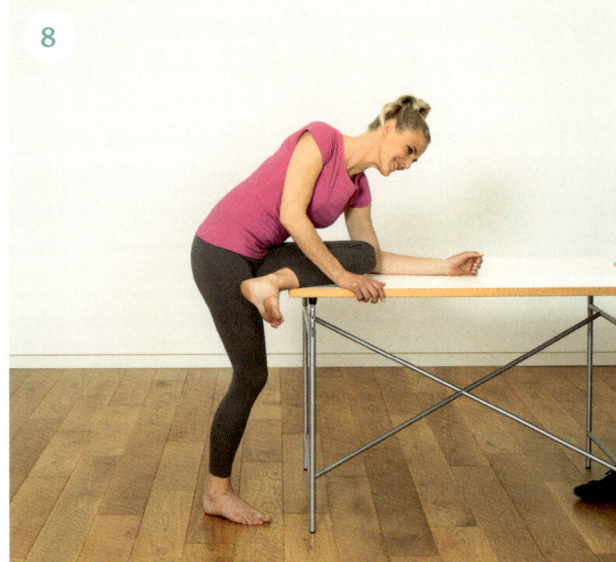

9

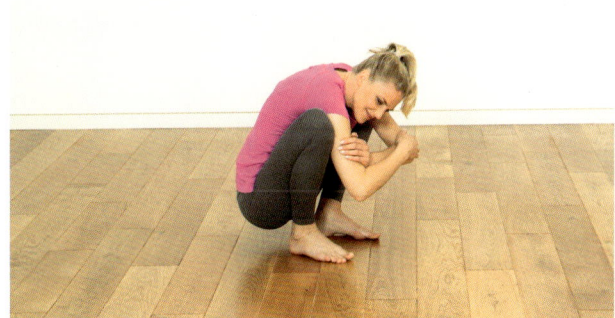

10

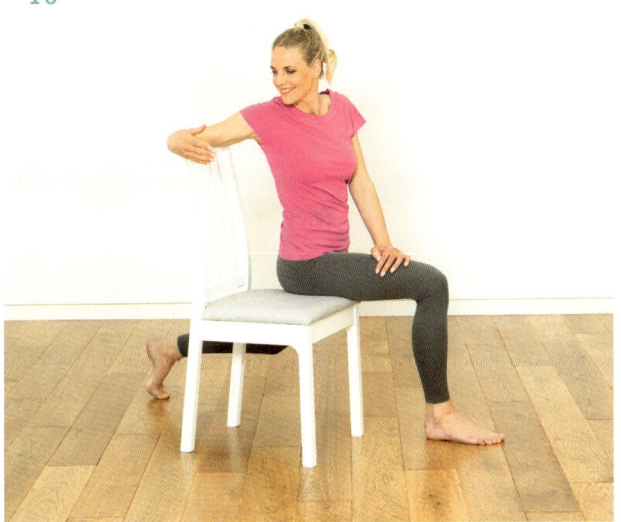

11

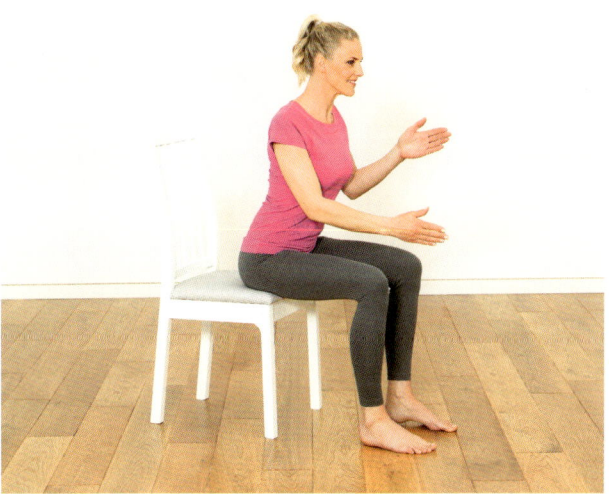

Mobility – beweglich und schmerzfrei

Mit dem Programm führen Sie Ihren Rücken zu neuer Beweglichkeit. Muskeln und Faszien in vielen Regionen, die dazu beitragen, unseren Rumpf aufrecht zu halten, in Hüfte, Becken, Gesäß und Lendenwirbelsäule, werden gedehnt und aktiviert.

Dauer 10–20 Minuten

Tipp Die Mobility-Übungen verbessern generell Ihr Körpergespür. Fühlen Sie, wie sich Ihre Muskeln auf angenehme Art entspannen.

1 Ischios dehnen (Seite 64), Seite wechseln

2 Vorne kurz, hinten lang: Vokuhila (Seite 66), Seite wechseln

3 Bauchmuskeln dehnen (Seite 68)

1

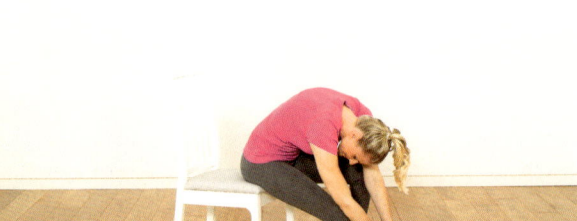

2

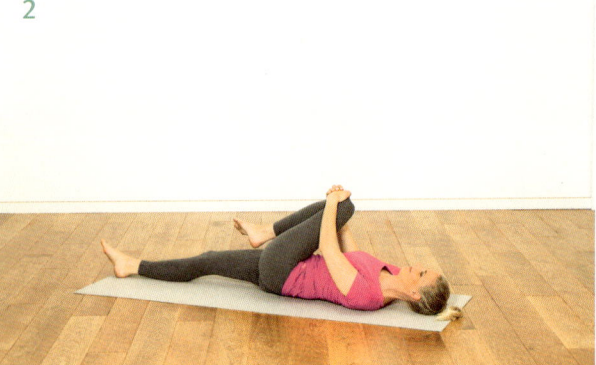

3

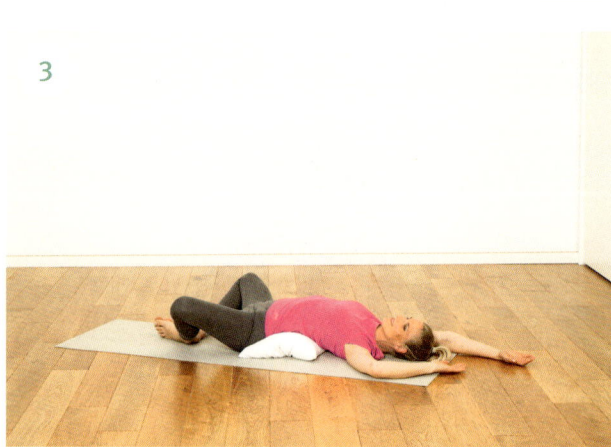

4

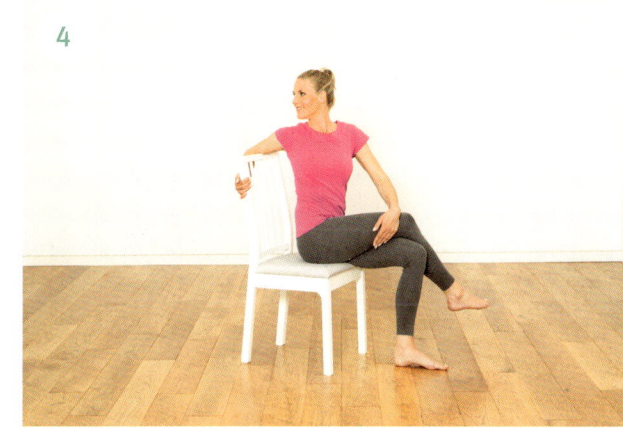

5

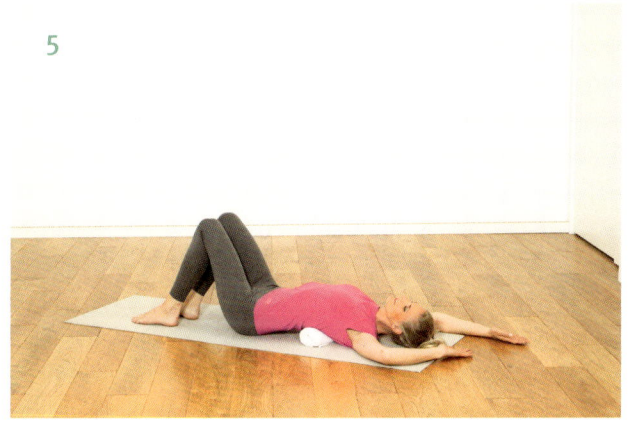

6

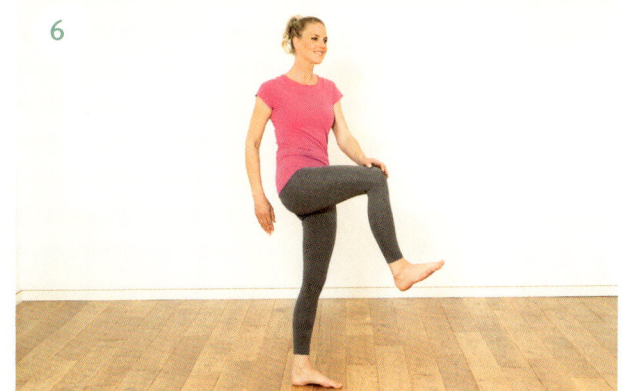

7

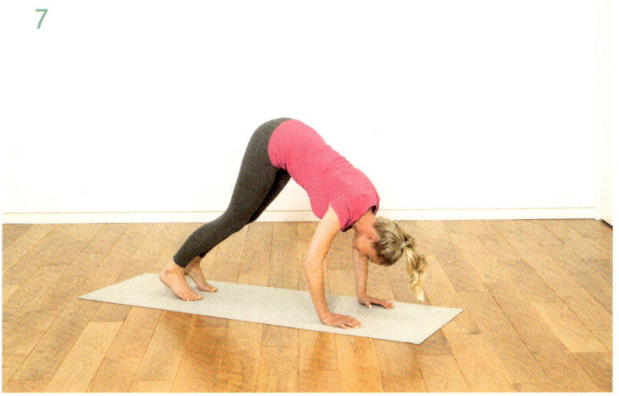

8

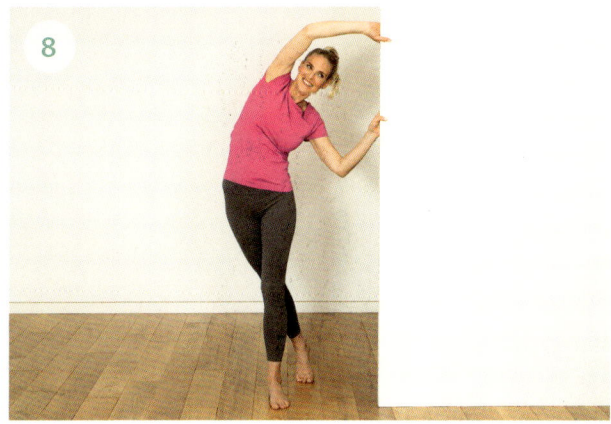

Powerhour – stark und leistungsfähig

Sie wollen wieder einmal Ihre Belastungsgrenze spüren? Wunderbar, denn unser Rücken braucht für dauerhafte Stärke einen intensiven Trainingsanreiz. Diese Übungen sprechen zudem alle Muskelpartien an, die ein starker Rücken-Nacken-Schulter-Bereich braucht.

Dauer 20–30 Minuten, 2 bis 3 Mal die Woche

Tipp Achten Sie besonders darauf, die Bewegungen korrekt auszuführen und so den Rücken richtig zu belasten.

1 Erdachse (Seite 80), Seite wechseln

2 Gummitwist (Seite 82)

1

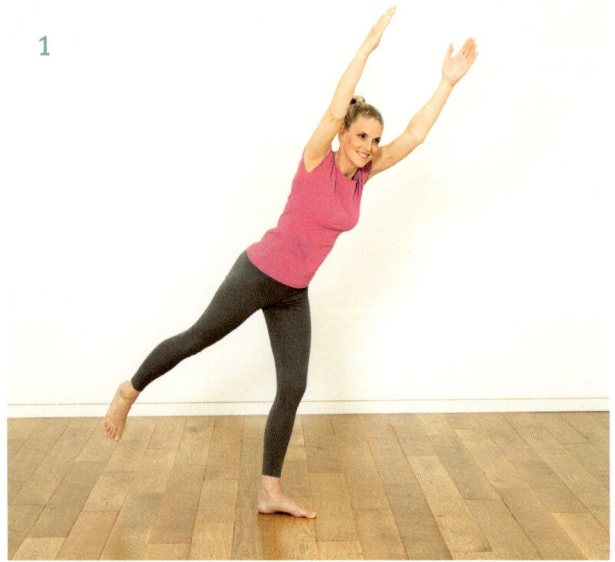

2

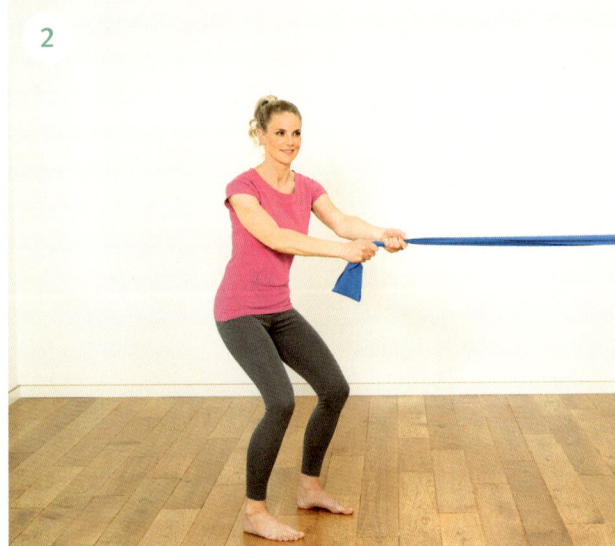

3 Kniebeuge (Seite 84)

4 Guten Morgen starker Rücken (Seite 86)

5 Rückenstrudel (Seite 88)

6 Standwaage (Seite 90), Seite wechseln

3

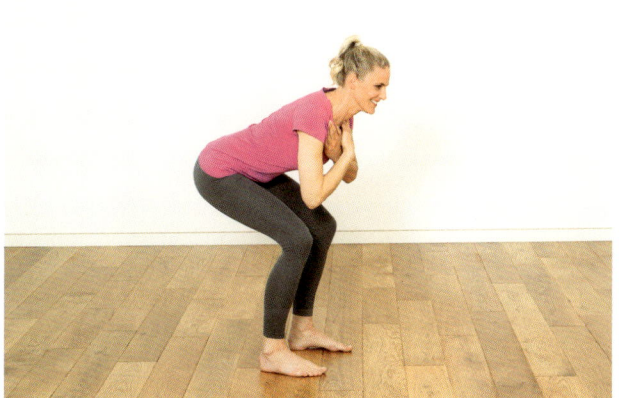

4

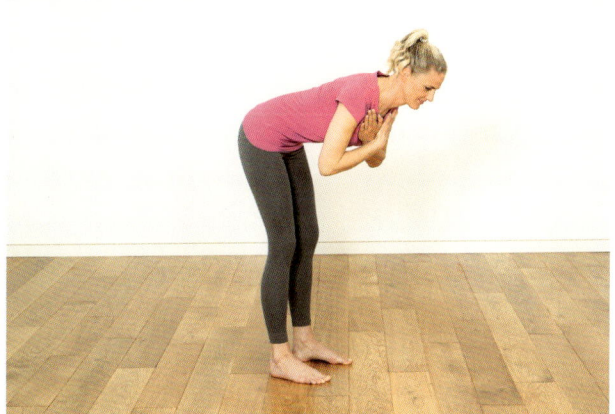

5

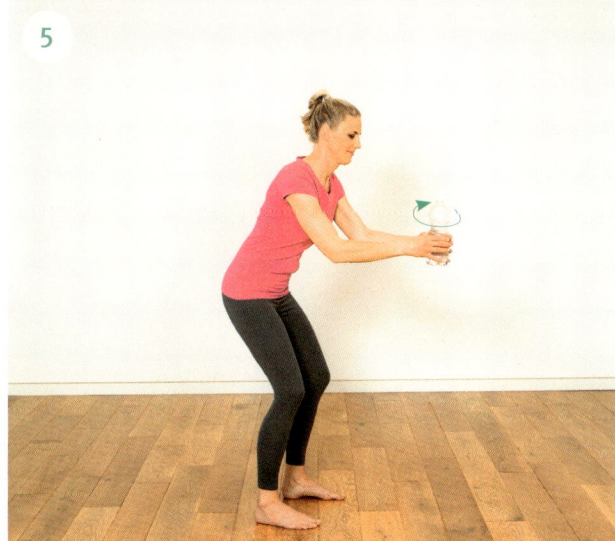

6

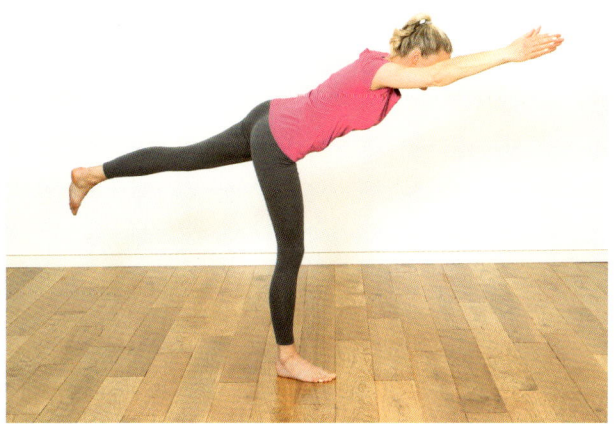

7 **Schultertwist** (Seite 92), Seite wechseln

8 **Seitstütz** (Seite 94), Seite wechseln

9 **Planke** (Seite 96)

7

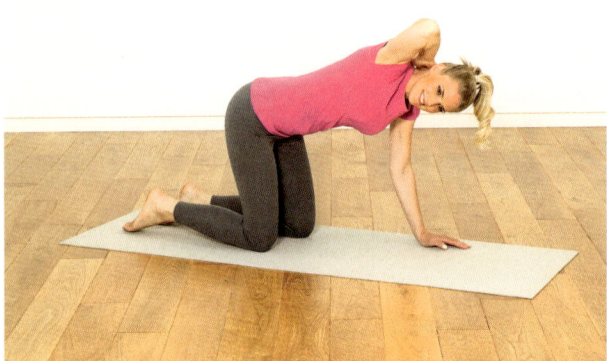

8

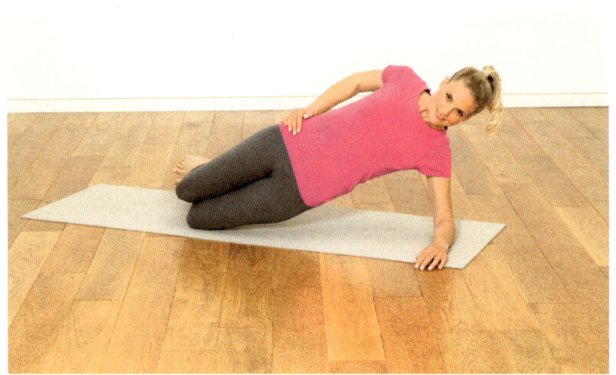

9

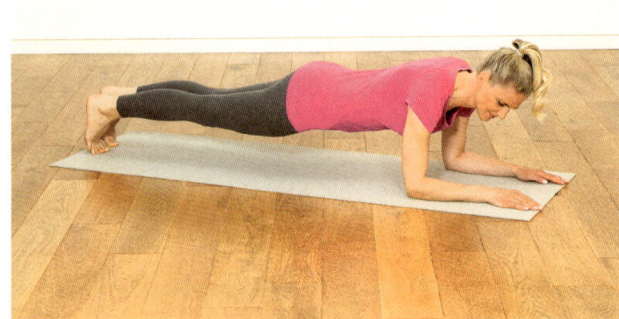

10

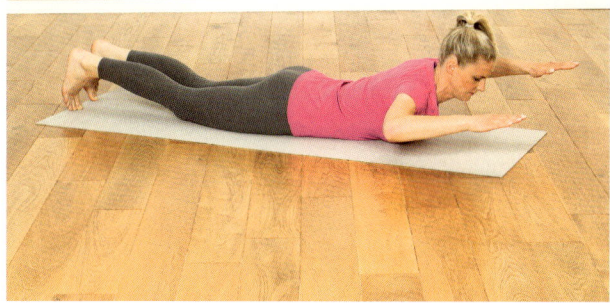

11

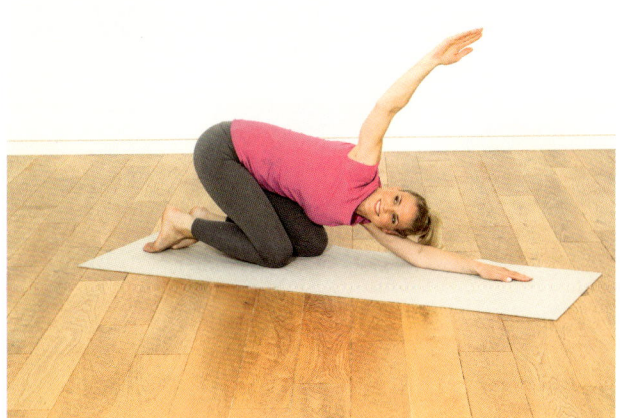

12

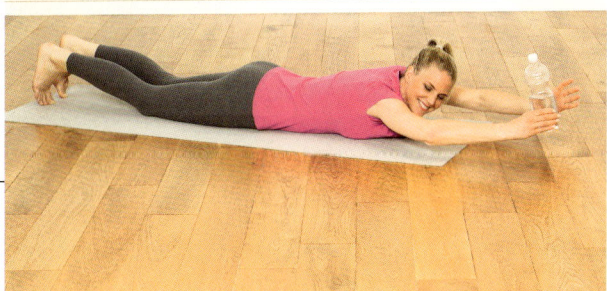

Service

Literatur

Kristin Adler/Arndt Fengler: Psoastraining für Vielsitzer, 2018 TRIAS Verlag

Kristin Adler/Arndt Fengler: Gesunde Faszien. Ihr Trainingsprogramm, 2016 TRIAS Verlag

Thomas Kia (Hrsg.): Integrative Osteopathie bei Rückenschmerz, 2013 Elsevier Verlag

Wichtige Adressen

AWMF – Arbeitsgemeinschaft der Wissenschaftlichen Medizinischen Fachgesellschaften – www.awmf.org

Praxis Kristin Adler – www.kristinadler.de

Praxis Arndt Fengler – www.arndtfengler.com

Trainingsutensilien – www.artzt.eu

Fortbildungen für Physiotherapeuten in der Schweiz: www.kinesioschweiz.com

Alle Links wurden am 22.4.2021 geprüft.

Stichwortverzeichnis

Bibliografische Information der Deutschen Nationalbibliothek
Die Deutsche Nationalbibliothek verzeichnet diese Publikation in der Deutschen Nationalbibliografie; detaillierte bibliografische Daten sind im Internet über http://dnb.d-nb.de abrufbar.

Programmplanung: Celestina Filbrandt
Projektmanagement: Kathrin Hage
Redaktion: Sibylle Duelli, Schallstadt
Bildredaktion: Christoph Frick

Umschlaggestaltung: © Thieme
Layout: CYCLUS · Visuelle Kommunikation, Stuttgart

Bildnachweis:
Umschlagmotiv und Bild S. 3:
© alexshalamov/stock.adobe.com – Stockfoto. Von einem Model gestellt.
Autorinnenfoto und Fotos im Innenteil: Holger Münch, Stuttgart

Die abgebildeten Personen haben in keiner Weise etwas mit dem Thema des Buches zu tun.

Wichtiger Hinweis: Wie jede Wissenschaft ist die Medizin ständigen Entwicklungen unterworfen. Forschung und klinische Erfahrung erweitern unsere Erkenntnisse. Ganz besonders gilt das für die Behandlung und die medikamentöse Therapie. Bei allen in diesem Werk erwähnten Dosierungen oder Applikationen, bei Rezepten und Übungsanleitungen, bei Empfehlungen und Tipps dürfen Sie darauf vertrauen: Autoren, Herausgeber und Verlag haben große Sorgfalt darauf verwandt, dass diese Angaben dem Wissensstand bei Fertigstellung des Werkes entsprechen. Rezepte werden gekocht und ausprobiert. Übungen und Übungsreihen haben sich in der Praxis erfolgreich bewährt.

Eine Garantie kann jedoch nicht übernommen werden. Eine Haftung des Autors, des Verlags oder seiner Beauftragten für Personen-, Sach- oder Vermögensschäden ist ausgeschlossen.

Marken, geschäftliche Bezeichnungen oder Handelsnamen werden nicht in jedem Fall besonders kenntlich gemacht. Aus dem Fehlen eines solchen Hinweises kann nicht geschlossen werden, dass es sich um einen freien Handelsnamen handelt.

Wo datenschutzrechtlich erforderlich, wurden die Namen und weitere Daten von Personen redaktionell verändert (Tarnnamen). Dies ist grundsätzlich der Fall bei Patienten, ihren Angehörigen und Freunden, z. T. auch bei weiteren Personen, die z. B. in die Behandlung von Patienten eingebunden sind.

Thieme nennt Autorinnen und Autoren konkrete Beispiele, wie sich die Gleichstellung von Frauen und Männern sprachlich darstellen lässt. Wo im Text (z. B. aus Gründen der Lesbarkeit) nur das generische Maskulinum verwendet wird, sind alle Geschlechter gleichermaßen gemeint.

1. Auflage 2021

© 2021. Thieme. All rights reserved.
TRIAS Verlag in Georg Thieme Verlag KG
Rüdigerstraße 14, 70469 Stuttgart, Germany
www.trias-verlag.de

Printed in Germany

Satz und Repro: Fotosatz Buck, Kumhausen
Druck: AZ Druck und Datentechnik GmbH, Kempten

Gedruckt auf chlorfrei gebleichtem Papier

ISBN 978-3-432-11344-9   2 3 4 5 6

Auch erhältlich als E-Book:
eISBN (ePub) 978-3-432-11345-6

Liebe Leserin, lieber Leser,

hat Ihnen dieses Buch weitergeholfen? Für Anregungen, Kritik, aber auch für Lob sind wir offen. So können wir in Zukunft noch besser auf Ihre Wünsche eingehen. Schreiben Sie uns, denn Ihre Meinung zählt!

Ihr TRIAS Verlag

Kontakt:
kundenservice.thieme.de

Lektorat TRIAS Verlag
Postfach 30 05 04
70445 Stuttgart

Abonnieren Sie unsere Newsletter:
www.TRIAS-verlag.de/newsletter

Besuchen Sie uns auf facebook!
www.facebook.com/ trias.tut.mir.gut

Besuchen Sie uns auf facebook!
www.facebook.com/ mama.mag.trias

Folgen Sie uns auf Instagram!
www.instagram.com/ trias_verlag

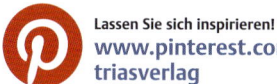
Lassen Sie sich inspirieren!
www.pinterest.com/ triasverlag

Mehr von Arndt Fengler

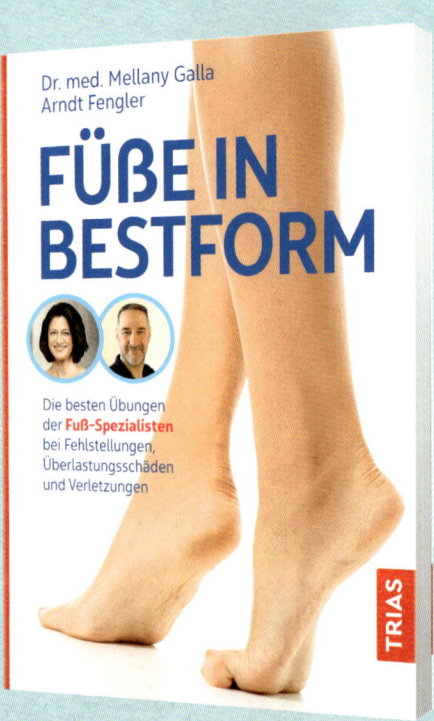

Galla/Fengler
Füße in Bestform
19,99 € [D] / 20,60 € [A]
ISBN 978-3-432-11116-2

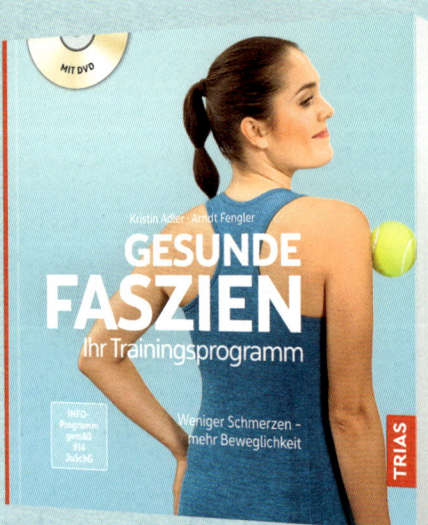

Adler/Fengler
Gesunde Faszien. Ihr Trainingsprogramm
19,99 € [D] / 20,60 € [A]
ISBN 978-3-432-10074-6

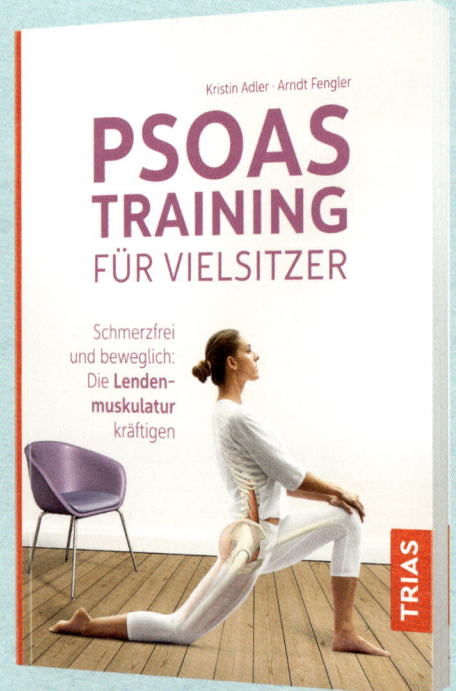

Adler/Fengler
Psoas-Training für Vielsitzer
17,99 € [D] / 18,50 € [A]
ISBN 978-3-432-10666-3

Bequem bestellen über
www.trias-verlag.de
versandkostenfrei
innerhalb Deutschlands

Stand 2/2021: Preisänderungen und Irrtum vorbehalten 21 PK96

TRIAS